老化をとめる脳習慣

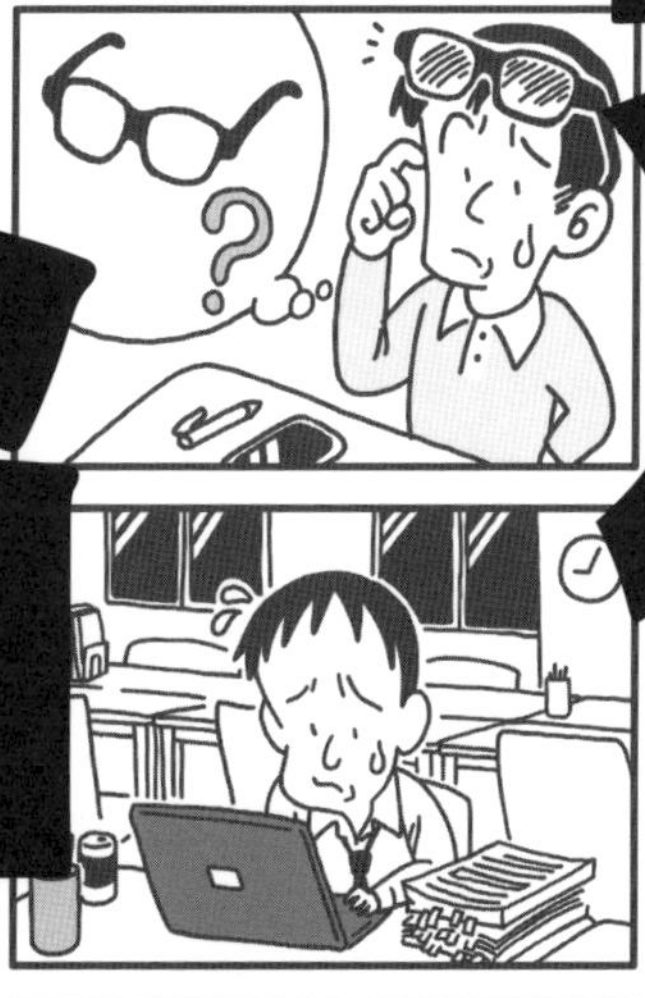

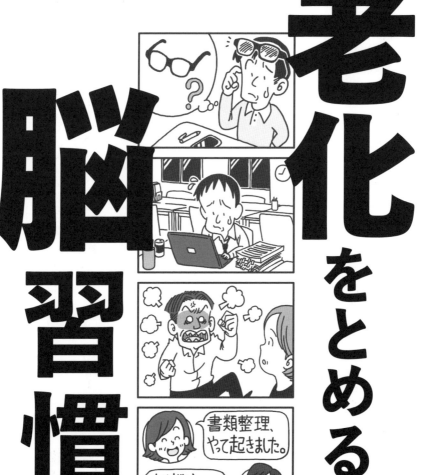

脳神経内科専門医・
けんせいクリニック院長
塚本浩 著

はじめに

体も心も衰えさせる脳の老化をとめましょう！

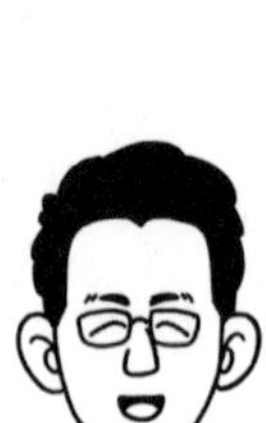

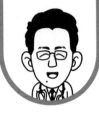

「もの忘れをすることが多くなり、いままでできていたことに時間がかかったり、できないと感じたりすることが増えてきて……。もしかしたら認知症ではないだろうか？」

私のクリニックにはそんな不安を訴える患者さんが連日訪れています。

「どうせ高齢の方でしょ？」と思うかもしれませんね。

もちろん、認知症を患う方の多くは高齢の方ですが、**周囲に認知症を発症した方がいて怖くなった、両親が認知症で自分にも因子があるのではと不安になったという働き盛り世代の方が受診されるケースが増えています。**

厚生労働省のデータでも、国内における認知症患者が増え続けていることがわかっています。実際、私が脳神経内科の医師として働き始めた頃よりも認知症の患者さんはかなり増えていることを実感しています。そして、2025年には高齢者の約5人に1人、2060年には高齢者の約3人に1人が認知症になるという恐ろしい試算も発表されています。

こういった試算をみると、働き盛り世代の方たちはなおさら認知症を他人事としてとらえてはいけないということになります。

ここでちょっと考えてみてください。最近、老後資金作りが何かと話題になっていますが、お金をためようと思っても体が思うように動かせなくては稼ぐことはできませんよね？　**脳は全身の司令塔ですから、脳が老化すれば、イキイキと働くことも体を意のままに動かすこともできなくなり、気持ちが落ち込んだり病気がちになったりします。**そうなると、老後の計画は台無しになってしまいますよね。

認知症の患者さんをみると、いかに脳を老けさせないことが大切かがわかります。どんなに丈夫だった方でも、認知症を発症すると急激に体力が衰えて寝たきりになり、5年から12年ほどで寿命を迎えてしまうのです。

脳が老化する要因は、ストレス、生活習慣や食習慣の乱れ、運動不足などさまざまです。そして、不摂生が続くことで徐々に脳の老化が進み、最悪の場合は、認知症という病態に行きついてしまいます。つまり、若いときから脳を健康に保ち、老化させない生活をすることが老後を安心して送るためには必要ということです。

先のような働き盛り世代で私のクリニックを受診される方の不安は杞憂に終わることが多いのですが、それでも**いままでできていたことに時間がかかるようになってきた、できなくなってきたということは、あきらかに脳が老化している証拠**です。この段階で対策を打てば、脳の老化をとめることができますし、将来、認知症に苦しみ、家族に迷惑をかけるリスクを少しでも減らすことができるのです。
本書では、脳の老化をとめ、認知症にならないための脳習慣としてさまざまな方法をご紹介しています。さらに、脳のアンチエイジングに欠かせない栄養素や、脳が活性化するオリジナルレシピを紹介しています。どれも簡単で美味しいので、ぜひチャレンジしてみてください。

脳習慣の改善は、まだ何の予兆もない段階からスタートするのが理想ですが、「いままでできていたことに時間がかかるようになった、できなくなった」と感じたときからスタートしても遅くはありません。思い立ったいまから、脳の老化をとめる生活を始めましょう。とにかく、**「まだ若いから大丈夫」と思うことは厳禁です。10年、20年先まで若々しくいるために、今日から脳のアンチエイジングに励みましょう。**

けんせいクリニック院長　塚本　浩

一度壊れた脳細胞は元には戻せない

一般的に人間の臓器を構成する細胞は、ある一定の周期で古くなった細胞と新しく生まれた細胞が入れ替わっていきます。これは新陳代謝（ターンオーバー）と呼ばれています。この細胞の入れ替わりが行われることで、私たちは若さと健康を保つことができるのです。たとえば、指を切ったとしても1週間程度で傷が治って、傷跡が消えてしまうのは細胞の入れ替わりのおかげです。

ただし、老化とともに新陳代謝のスピードは低下します。その結果、歳をとると傷の治りが遅くなったり、シミやシワができたりしてしまうのです。

この新陳代謝のメカニズムがない唯一の臓器が脳です。脳の細胞は一度老化したり、壊れたりすると、二度と再生できません。さらに脳機能のピークは23～24歳といわれていて、それ以降は徐々に機能が低下していきます。

このようなメカニズムのため、**脳はほかの臓器以上に老化をとめる策を練ることが重要**となるのです。

脳の老化による兆候の表れ方は、脳のどの部分の細胞が老化しているかによって異なります。

たとえば、記憶の司令塔といわれる海馬と呼ばれる部位の細胞が老化すればもの忘れがひどくなります。前頭前野と呼ばれる部位の細胞が老化すると集中力が低下します。さらに、運動野と呼ばれる部位の細胞が老化すれば体の動きが悪くなります。大脳辺縁系という部位が老化すると感情のコントロールがきかなくなり、キレやすくなったりします。

老化する部位は人それぞれなので、脳の機能低下による兆候の表れ方も百人百様となるのです。

いつまでも記憶力や集中力、コミュニケーション能力など、脳の健康を保つためには、脳細胞を老化させない暮らし方、食べ方をしていくことがとても大切となります。

とにかく、「一度壊れた脳細胞は元には戻せない」ということを常日頃から意識して、後悔しないためにも日々の生活の問題点を改善していきましょう。

脳の機能区分

脳は部位ごとに担当分けされていて、それぞれが体の部位に指令を出しています。前頭葉は理性を司る部位のため、ここが損傷を受けると人間らしく生きることが難しくなります。

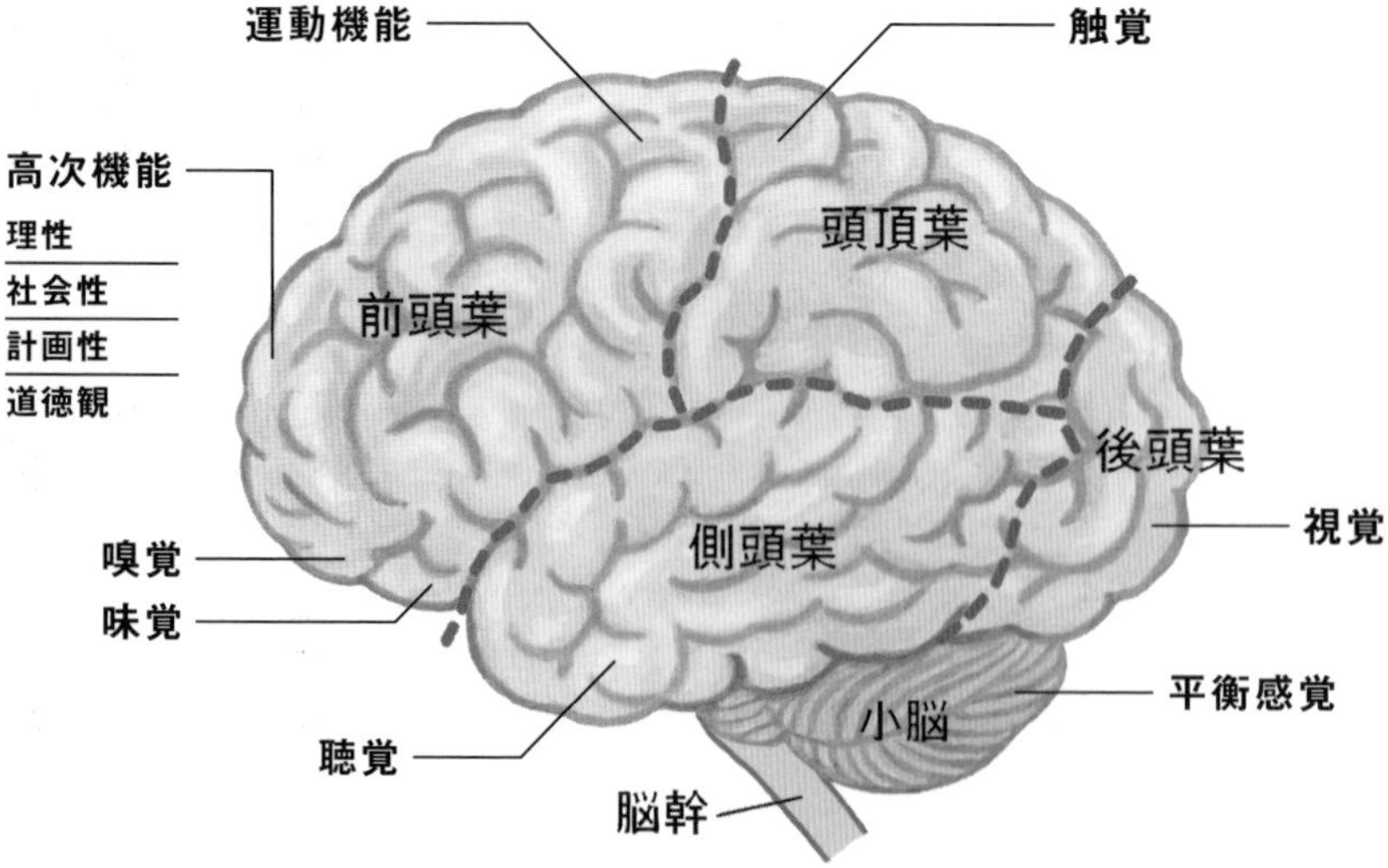

脳機能チェック

ここで、現段階の脳がどのくらい機能しているか確認してみましょう。結果が悪かったとしても、暮らし方や食べ方を変えることで脳機能を改善することは可能です。■▲●それぞれで当てはまるものはいくつありますか？

■ 最近もの忘れを自覚するようになった

■ テレビに出ている芸能人の名前が出てこなくなった

▲ いままで行っていた趣味をやめてしまった

▲ テレビを観て笑ったり泣いたりすることがなくなった

● 同じことを何度も言うと指摘される

● 部屋の整理整頓ができなくなった

● 仕事、旅の準備などの段取りがうまくできなくなった

■ 会話で「あれ、それ」などを使うことが増えた

■ 少し前に会った人の名前が思い出せない

▲ わけもなく気分が沈み込むことが多くなった

▲ 体を動かすことや外出が億劫になった

● 昨日の昼ごはんのメニューが思い出せないことがある

● 料理の味付けが下手になった

● 日付や曜日を間違えることが多くなった

■▲●各1個以下	いまのところ認知機能は心配ないと考えられます。いまの生活スタイルを維持し、積極的に体を動かすことを心がけましょう。
■が2個以上	認知機能が少し低くなっている可能性があります。運動をする、積極的に外出するなど、脳を刺激するようにしましょう。
▲が2個以上	うつになりつつある可能性があります。休息をしっかりとってリフレッシュしましょう。辛い場合は専門医への受診をおすすめします。
●が2個以上	認知機能が低くなっている可能性大です。積極的に体を動かす習慣づけを。もの忘れがひどいようなら、専門機関を受診しましょう。

「もしかして……」脳が老化している証拠かも

1 怒りや涙をこらえられなくなる

脳が老化すると、感情をコントロールすることが難しくなります。涙もろくなったり、キレやすくなったりしたら要注意です。

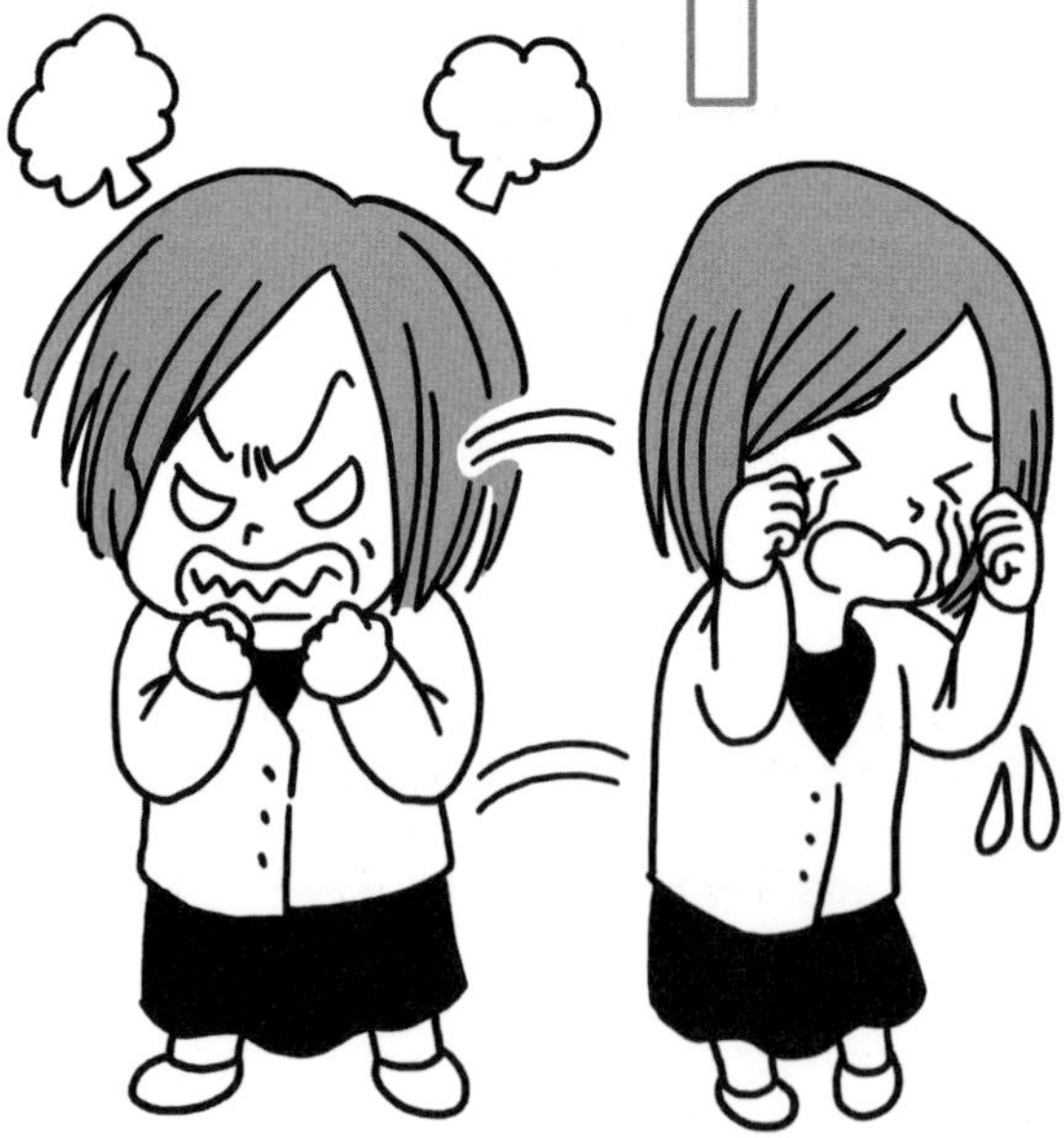

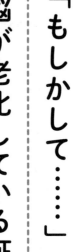

2

TPOを考えずにオヤジギャグやダジャレを言う

周囲の反応などはおかまいなしでダジャレを言ってしまうのは脳が老化して、TPOに応じた言動ができなくなっている証拠です。

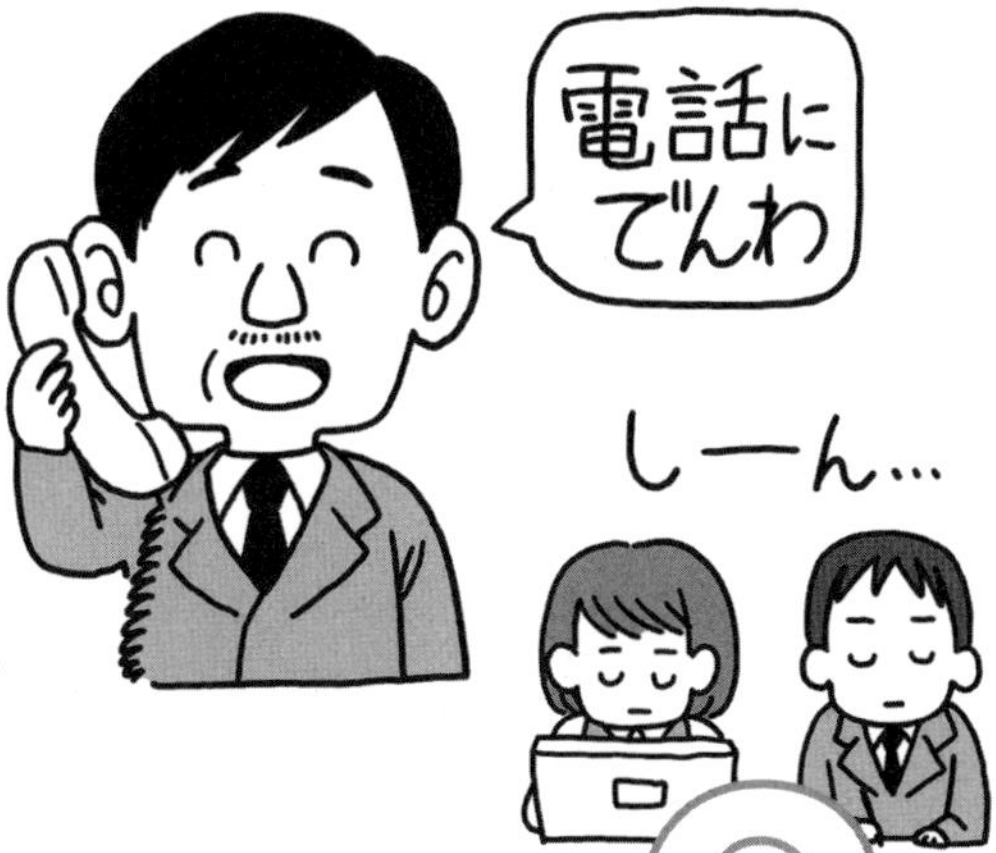

3

鍵のかけ忘れなどが多くなる

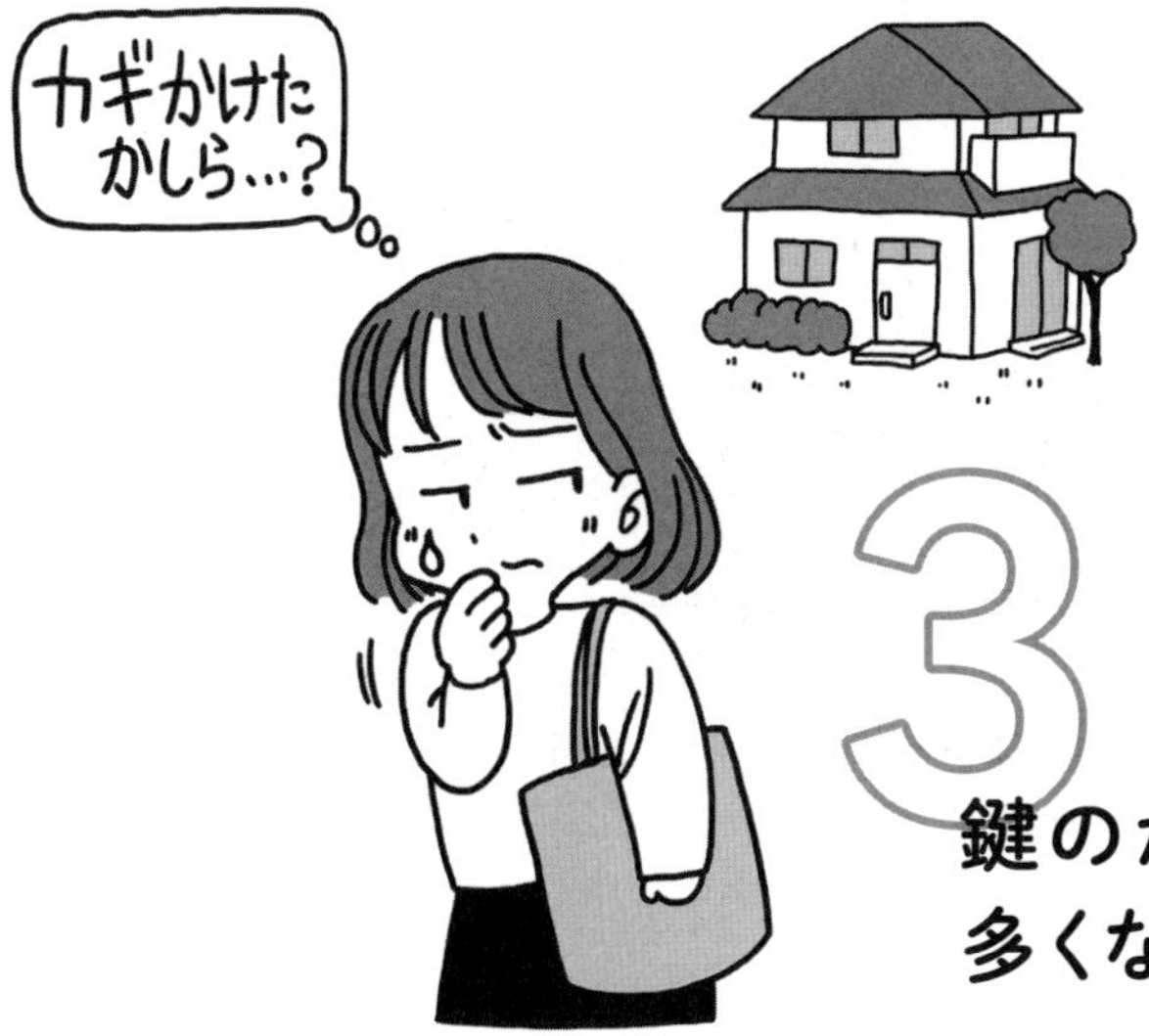

鍵を閉めたかどうかをまったく思い出せないといったことが頻繁に発生するようなら、脳の老化はかなり深刻かも……。

人込みで人とぶつかることが多くなる

人とぶつからないように歩くことは想像以上に難しいことです。歩いていて人とぶつかりそうになったら、まずは回避する所に障害物がないことを確認し、すばやく移動するなど、脳をフル稼働させなくてはならないのです。

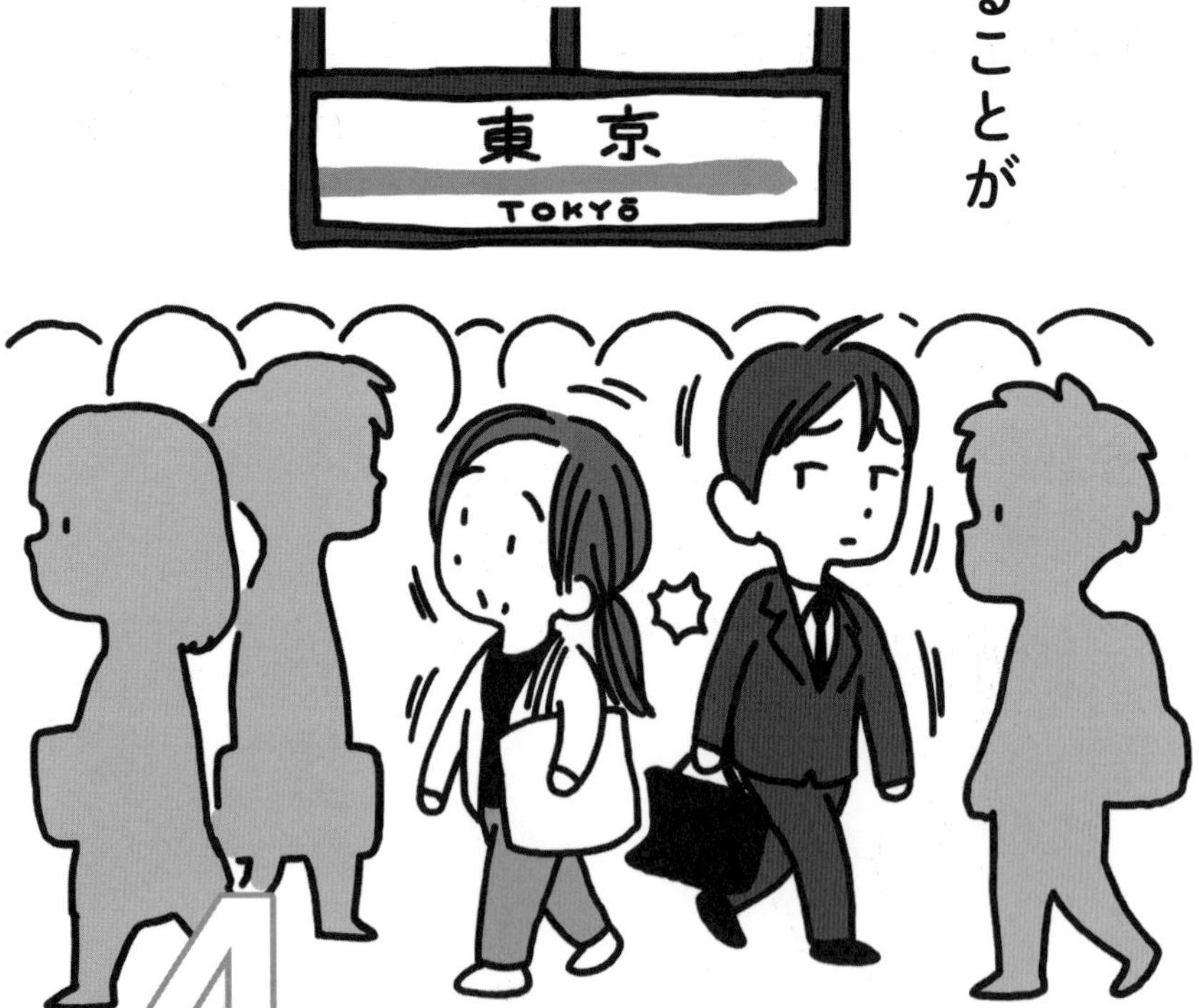

4

打ち間違いが増える

体の動きを司る部位の機能が低下すると、細かい作業が苦手に。メールやSNSなどの打ち間違いが頻発するのも脳が老化している兆しのひとつといえます。

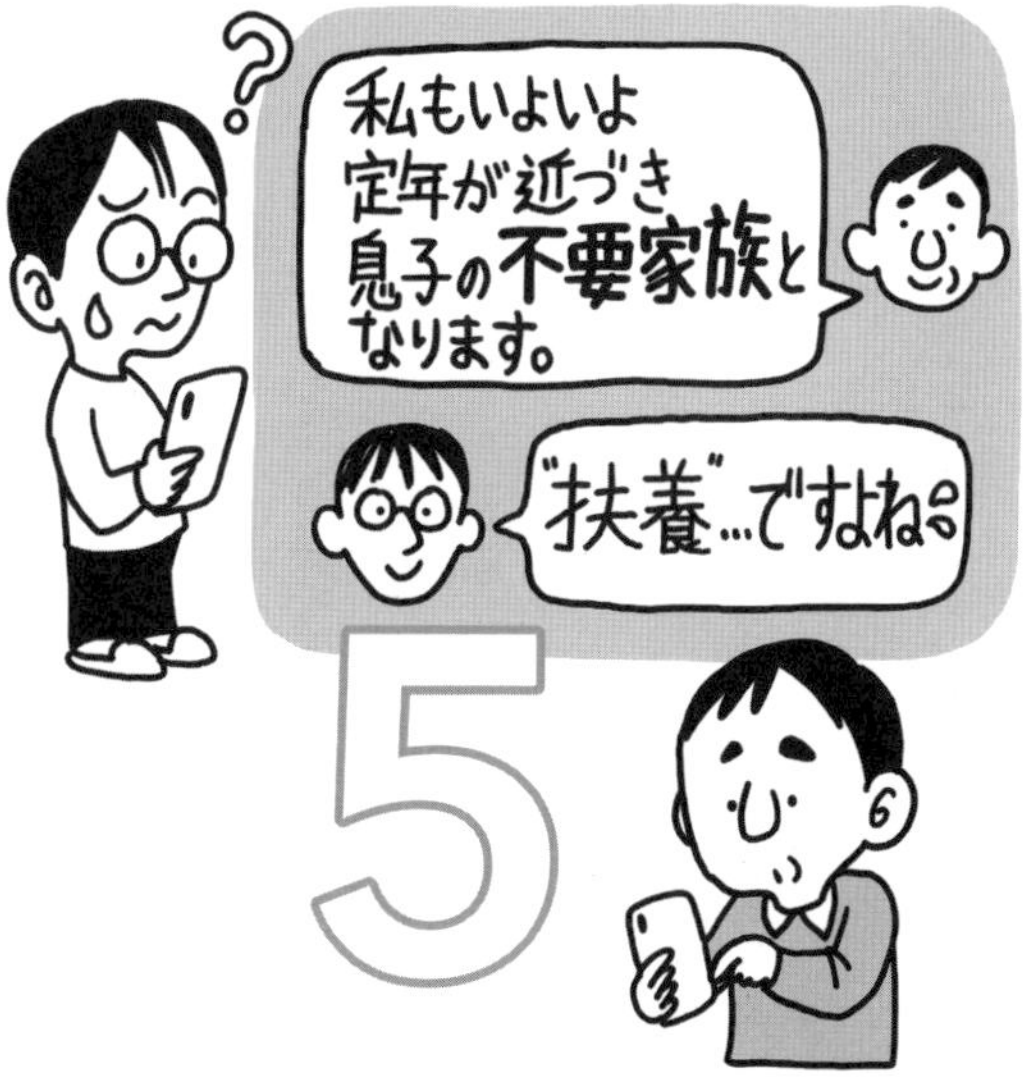

私もいよいよ定年が近づき息子の不要家族となります。
"扶養"…ですよね

5

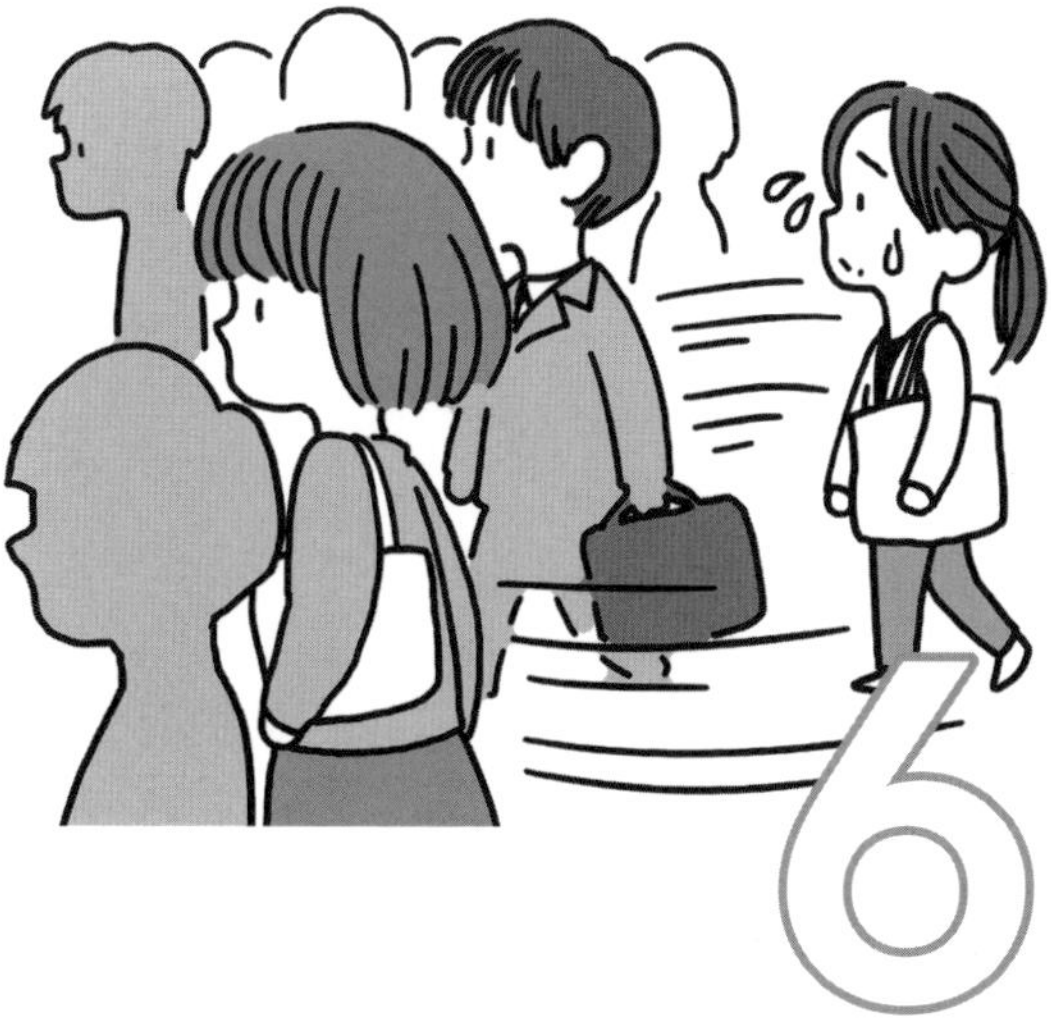

筋肉や関節は脳の指令に従って動きます。歩行速度が遅くなるのは、体力の低下ではなく、脳の老化が原因であることも……。

6

歩くスピードが遅くなる

CONTENTS

はじめに　体も心も衰えさせる脳の老化をとめましょう！ …… 002

PROLOGUE
一度壊れた脳細胞は元には戻せない …… 006
「もしかして……」脳が老化している証拠かも …… 010

第1章　なぜ脳は老化するのか …… 017
なぜヒトはもの忘れをする？ …… 018
「心配ないもの忘れ」と「心配なもの忘れ」 …… 024
ストレスがもの忘れを悪化させる …… 030
5人に1人が罹患する!?　他人事ではない「認知症」とは？ …… 034
認知症は高齢者だけの病気ではない …… 040
徐々に脳をむしばむ、脳のゴミ「アミロイドβ」 …… 042
違和感を覚えたらまずは脳神経内科へ …… 046
COLUMN　認知症は不治の病なのか？ …… 048

第2章　脳の老化をとめる暮らし方 …… 049
脳は疲労困憊！　スマホ脳に要注意 …… 050

糖は諸刃の剣！　脳の健康は血糖値が左右する……056
悪玉コレステロールを減らす生活を……060
高血圧は脳の最恐の敵……062
脳の健康を脅かすホモシステイン……064
腸内環境の乱れは脳の乱れに直結する……066
眠りに問題がある人は脳にも問題あり!?……070
歯周病は歯だけではなく、脳の健康も奪う……074
嫌いな人とのコミュニケーションは最高の脳トレ……076
新しいことにチャレンジする……080
料理上手は脳活上手……084
たばことお酒は脳を老けさせる……086
COLUMN 新型コロナウイルスで認知症や脳の老化が進行!?……088

第3章 脳を元気にする食べ方

脳を元気にする食べ方……089
色とりどりの食品を食べて栄養バランスを整える……090
「低脂質、低糖質、減塩、腹八分目」を心がける……092
毎日、コップ1杯の牛乳を習慣づけよう……094
食べる時間を工夫して脳を活性化……096
脳の若さを保つ栄養素を毎日の食卓に！……098

CONTENTS

脳活レシピ
昆布ふりかけ……100
キャベツサラダ……100
ひじきふりかけ……101
ひじきおにぎり……101
ごまだれ……102
小松菜のごま和え……103
野菜スティック……104
ごまだれつけそば……105
みそグルト……106
カボチャサラダ……106
鮭のみそグルト焼き……107
トマトソース……108
ポークトマト……109
サバトマ煮……110
トマチートースト……111
脳活鍋……112

第4章 老けない脳を作る実践法……113
脳の老化をとめる特効薬は薬ではなく、運動……114
歩き方を変えるだけで脳は元気になる……118
老けない脳の源は「筋肉」……120
体幹、お尻、太腿、ふくらはぎの筋肉を鍛えよう……122
脳のアンチエイジングエクササイズ8
日常生活の動きを脳活運動に変える……128
脳を休息モードに導く睡眠法……130
脳のデトックス入浴法……134
頭皮マッサージで脳を活性化……136
楽しみながら脳をアンチエイジング……138
巻末付録 認知機能チェックテスト……140
参考文献……143

1章

なぜ脳は老化するのか

年齢とともにもの忘れをする、
いままでできていたことに時間がかかるようになるなどは
誰しも避けられないことです。
ただし、脳の老化のしくみを知れば、
対策を講じることは可能となります。
いまの脳機能を維持するために、
まずは「知る」ことから始めましょう。

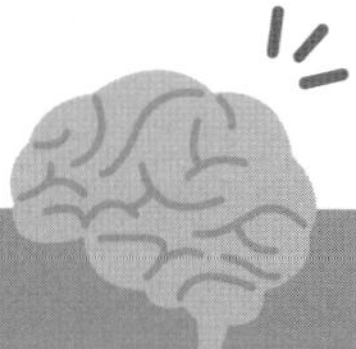

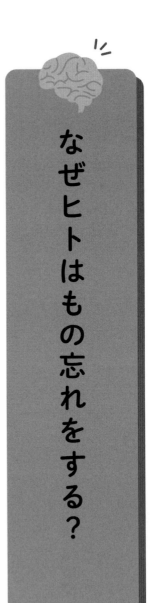

なぜヒトはもの忘れをする？

もの忘れについてお話をする前に知っておいていただきたいことがあります。それは記憶のメカニズムです。

記憶とは、物事を覚えることだけではありません。外部からの情報を整理・保管して、その保管した情報を必要なときに取り出すことができて初めて「使える記憶」になるのです。

具体的に説明すると、「脳が情報を受け取る→その情報をＤＶＤのようなものに焼き付ける（記銘）→ＤＶＤを保管する（保持）→必要なときに保管しているＤＶＤを引っ張り出して使用する（想起）」というプロセスがスムーズに進行することで、人は過去に培った経験や知識を活かして仕事や家事をこなし、運動をしたり、他人とコミュニケーションをとったりすることができるのです。

もの忘れは情報を焼き付けていたDVDをどこにしまったのか忘れてしまう、あるいはDVDをなくしてしまい必要なときに取り出せなくなった状態。つまり、

記憶のメカニズム

① 記銘

外部から得た情報を脳に取り込み、記憶として脳に定着させる、いわゆる「覚える」過程です。

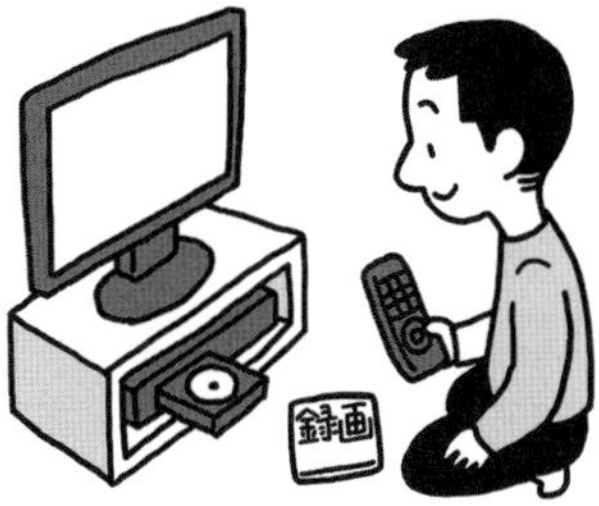

↓

② 保持

覚えた情報（記憶）を維持することです。脳が老化すると保持した場所がわからなくなります。

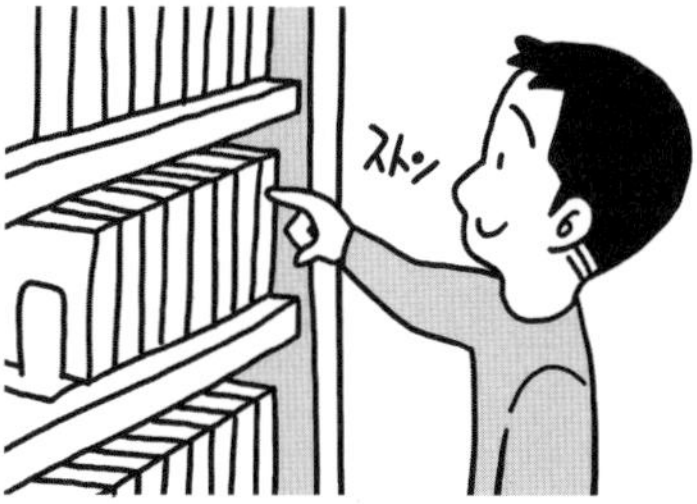

↓

③ 想起

保持した記憶を必要なときに取り出す過程です。この「思い出せない状態」が、もの忘れです。

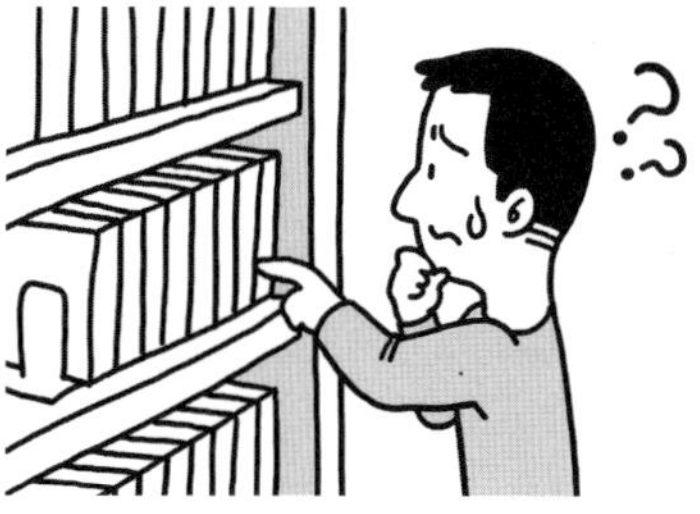

「情報をどこかになくして思い出せなくなる状態」がもの忘れです。

一般的には、**情報を焼き付ける＝覚える機能（記銘）よりも、情報を取り出す機能（想起）のほうが衰えやすく、さらに最近に得た情報（短期記憶）を保管して引き出す機能のほうが、昔の記憶（長期記憶）を保管して引き出す機能より衰えやすい**といわれています。今日の日付が言えないほど認知症が進んだ患者さんでも、子どもの頃の記憶は鮮明に覚えていて、生き生きとした顔をして思い出話をするということはよくあります。

大昔に情報を焼き付けて本棚の奥にしまい込んだＤＶＤはすぐにみつけることができるのに、目につくような場所にポンと置いてあるＤＶＤには気がつかない……。とても不思議なことですが、これは脳内で長期記憶が保管される場所と短期記憶が保管される場所が異なるためです。これに関しては、Ｐ34の認知症の項で詳しく解説したいと思います。

しかし、年齢を重ねるごとにこのプロセスはスムーズに進まなくなっていきます。脳を部屋にたとえるとわかりやすいかもしれません。

部屋が雑然としていると物をなくすことが多いと思います。いっぽう、部屋が整理整頓されていれば、なくし物は減るはずです。この状態は脳にそのまま置き換えることができます。整理整頓された部屋が若い方の脳で、雑然とした部屋が年齢を重ねて脳の細胞が老化してきた方の脳ということです。

もの忘れは加齢だけが原因ではありません。ほかに、うつ状態に陥ることによって発生することもあります。**うつといわれると気分の落ち込みといった症状ばかりがクローズアップされますが、もの忘れもうつの典型的な症状のひとつ**なの

昔の記憶は健在

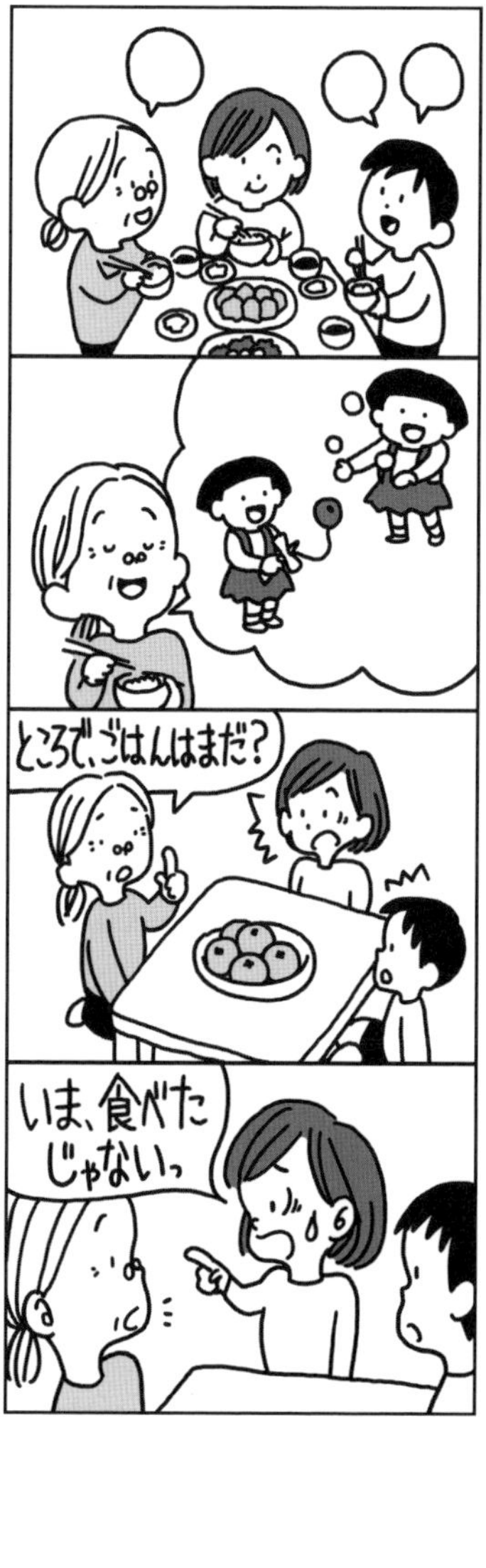

ところで、ごはんはまだ？
いま、食べたじゃないっ

です。一般的に、うつが原因のもの忘れは抗うつ剤を服用し、うつそのものを治療することで改善されます。

また、強いストレスを受けると一時的に脳の機能が低下し、その結果、もの忘れの症状が表れることがあります。この場合は、ストレスの原因となっている要因を取り除くと症状は改善されます。

とはいえ、もの忘れが気になって仕方がないという方は一度脳神経内科を受診して、認知機能や脳の器質的な異常がないかなどをチェックしてもらうことをおすすめします。信じられないかもしれませんが、**不安が解消されただけで、もの忘れが改善されたという患者さんもいる**のです。

ある日、もの忘れがひどくなったことに悩んで私のクリニックに働き盛り世代の患者さんがいらっしゃいました。しかし、認知機能テストをやっても、MRIを撮影しても異常がみられません。そして、認知症ではないという診断結果を伝えました。すると、もの忘れの症状がよくなったのです。そんなケースはけっこうあるものなのです。

もの忘れのメカニズム

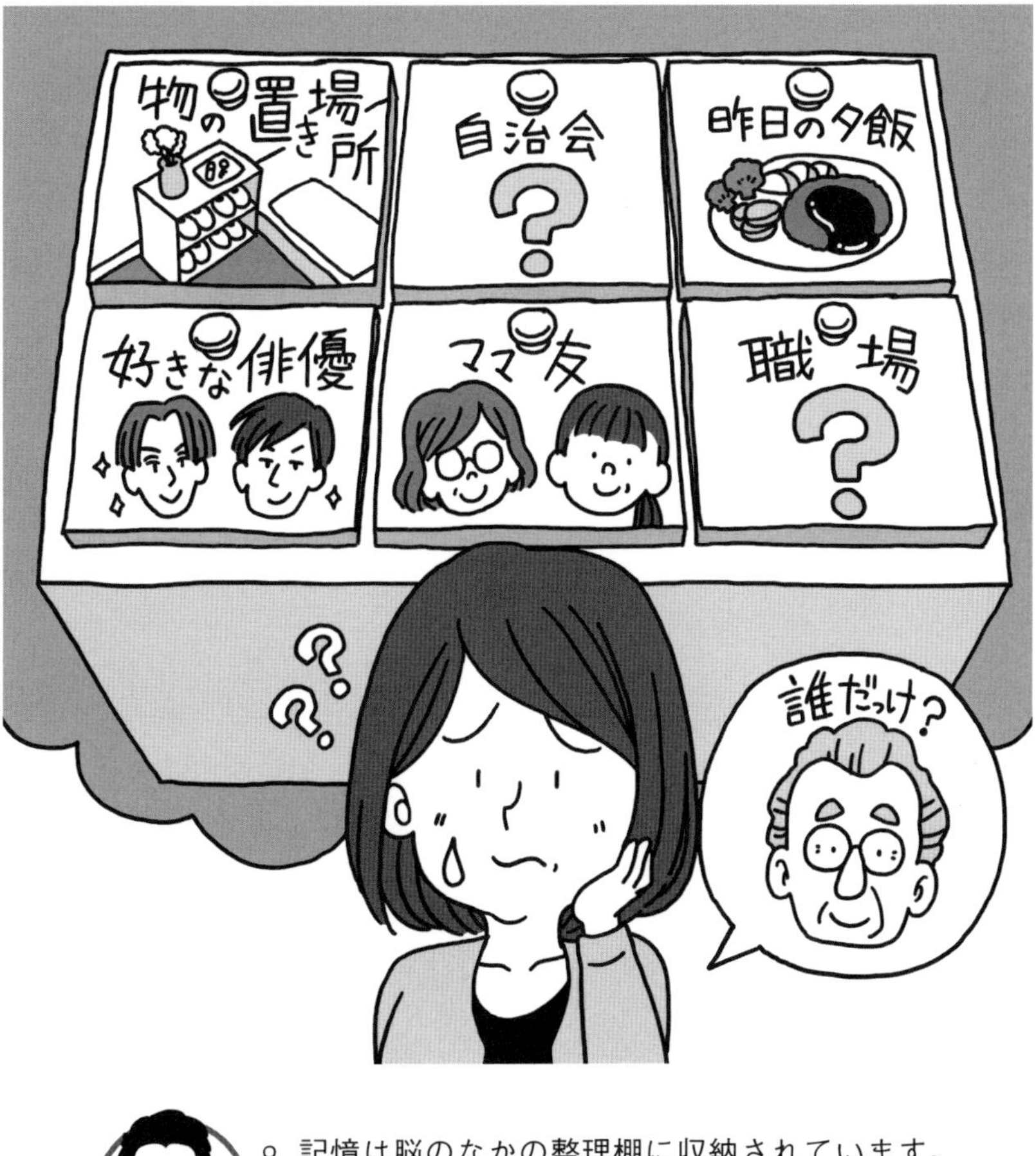

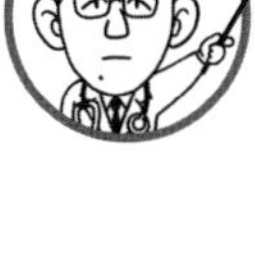

記憶は脳のなかの整理棚に収納されています。
しかし、収納した棚がわからなくなることも。
その結果、もの忘れが発生してしまうのです。

「心配ないもの忘れ」と「心配なもの忘れ」

もの忘れをすることは何も特別なことではないといわれても、第三者にもの忘れを指摘されたり、若い頃のように記憶を思い出せないといったことが頻繁に起こったりするようになれば、心配になるのは当たり前のことです。

では、ここからは心配したほうがいいもの忘れと、心配する必要がないもの忘れの違いについて解説していきたいと思います。違いを知っておくことは認知症を早期に発見するうえでとても大事だからです。

認知症といわれると「高齢者の病気」と思っている方が大部分だと思います。しかし、それは間違いで、稀ではありますが私のクリニックでも30代や40代で認知

症と診断された方もいらっしゃいます。

若くして認知症と診断された方のほとんどは、第三者にもの忘れがひどいと指摘されていたものの、「まだ若いんだから認知症のわけはない」と、放置していることが多い印象です。しかし、もの忘れがどんどん悪化していき、仕事に支障をきたすようになって、周囲の方から促されたり付き添われて私のクリニックを訪れたというケースがほとんどです。

認知症もほかの病気と同様、早期発見が大切で、早めに発見できれば投薬やリハビリなどによって進行を遅らせることは可能となります。しかし、前述のようにかなり進行した状態で発見されると、進行のスピードを抑えることが難しくなってしまいます。

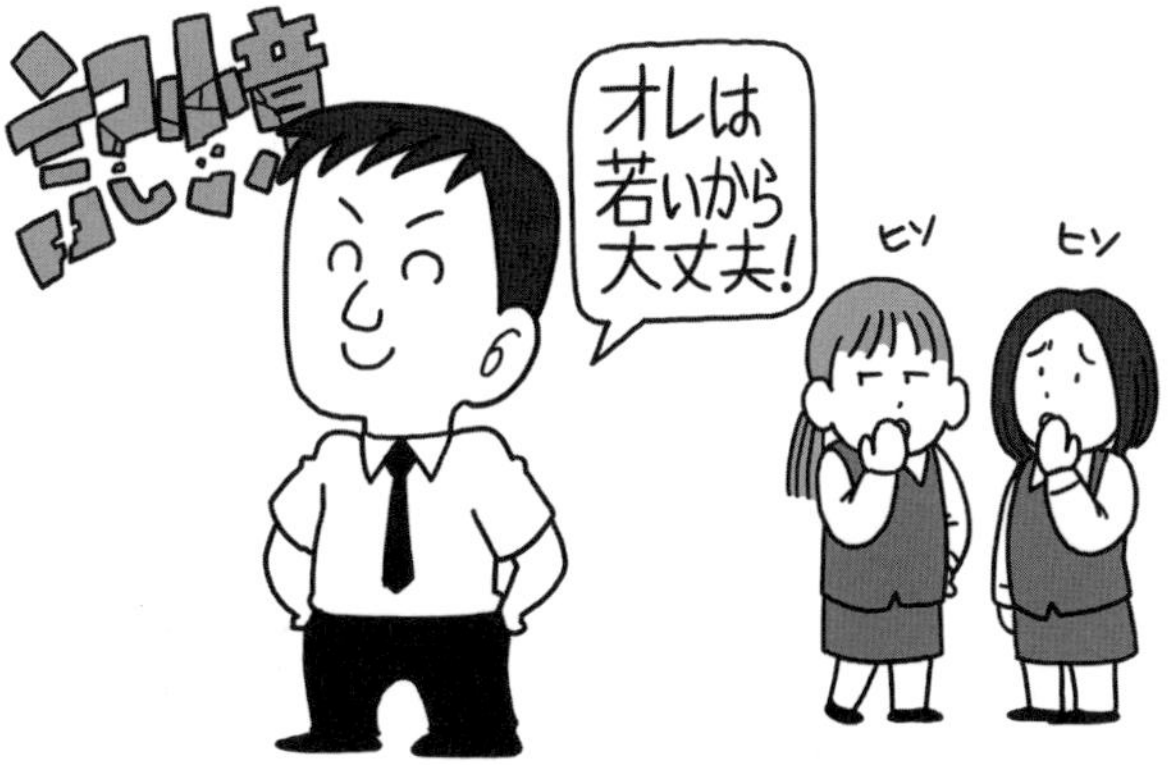

また、前項でも解説しましたが、認知症ではなく、うつやストレスが原因だった

ということもあります。いずれにせよ、**気になるもの忘れが心配すべきものなのかどうかを知ることで、病気の早期発見や、もの忘れによる生活の質の低下を防ぐことができる**のです。

では、ここからは具体的に、心配のないもの忘れと心配なもの忘れとはどのようなものなのかを解説していきましょう。結論から言うと、**なんらかのヒントがあったり、第三者に指摘されたりすると「あ、そうだった！」と思い出すことができるなら心配ないもの忘れ**と考えられます。

逆に**心配しなければならないもの忘れは、約束したことや経験したことそのものを忘れていて、たとえそれを指摘されてもまったく思い出せない**ことが頻繁に起きるようなときです。これを医学的には、「エピソード記憶の障害」といいます。

たとえば、友人と外食をして、後日、食べたものの話題になったとします。「この前の食事、美味しかったね。そういえば、○○さんは何を食べたんだっけ？」と聞かれて、「えーと、パスタと何食べたんだっけ……。忘れちゃった」といったように、食べたものの一部を忘れるのは問題ありません。しかし、「食事？　そんなの行ったっけ?」と、友人と食事をしたこと自体を思い出せない場合は要注意です。そこで、「○○レストランで食べたよね」などとヒントを出されて思い出せれば杞憂な場合もありますが、それでも思い出せない場合は、もの忘れの陰に認知症が隠れていることが考えられます。

もうひとつ、よくあるのが顔と名前が一致しないケースだと思います。「あのときの仕事で打ち合わせに参加していた○○さんだよ」などとヒントをもらって「あ、思い出した!」となれば問題ありません。しかし「そんな仕事の打ち合わせしたっけ?」と、打ち合わせをしたこと自体を覚えていないなら要注意です。

いずれのケースにも共通しているのは、**心配な方の場合は、「自分が体験したこと自体を忘れてしまっている」、「指摘されても、ヒントを出されても体験したことがまったく思い出せない」**ということです。

もちろん、そういったことが過去に一度あったという程度ですぐに受診すべきとは思いませんが、それがたびたび起きたり、他人に指摘されたりするような場合には、一度、検査を受けることをおすすめします。

心配ないもの忘れ

・第三者に指摘されると思い出す

・ヒントを与えられたり、ヒントになるようなものを見たり聞いたりすると思い出す

・食事の内容の一部を忘れる

・人の顔や名前を忘れても写真を見たり、関連することを示されたりすると思い出す

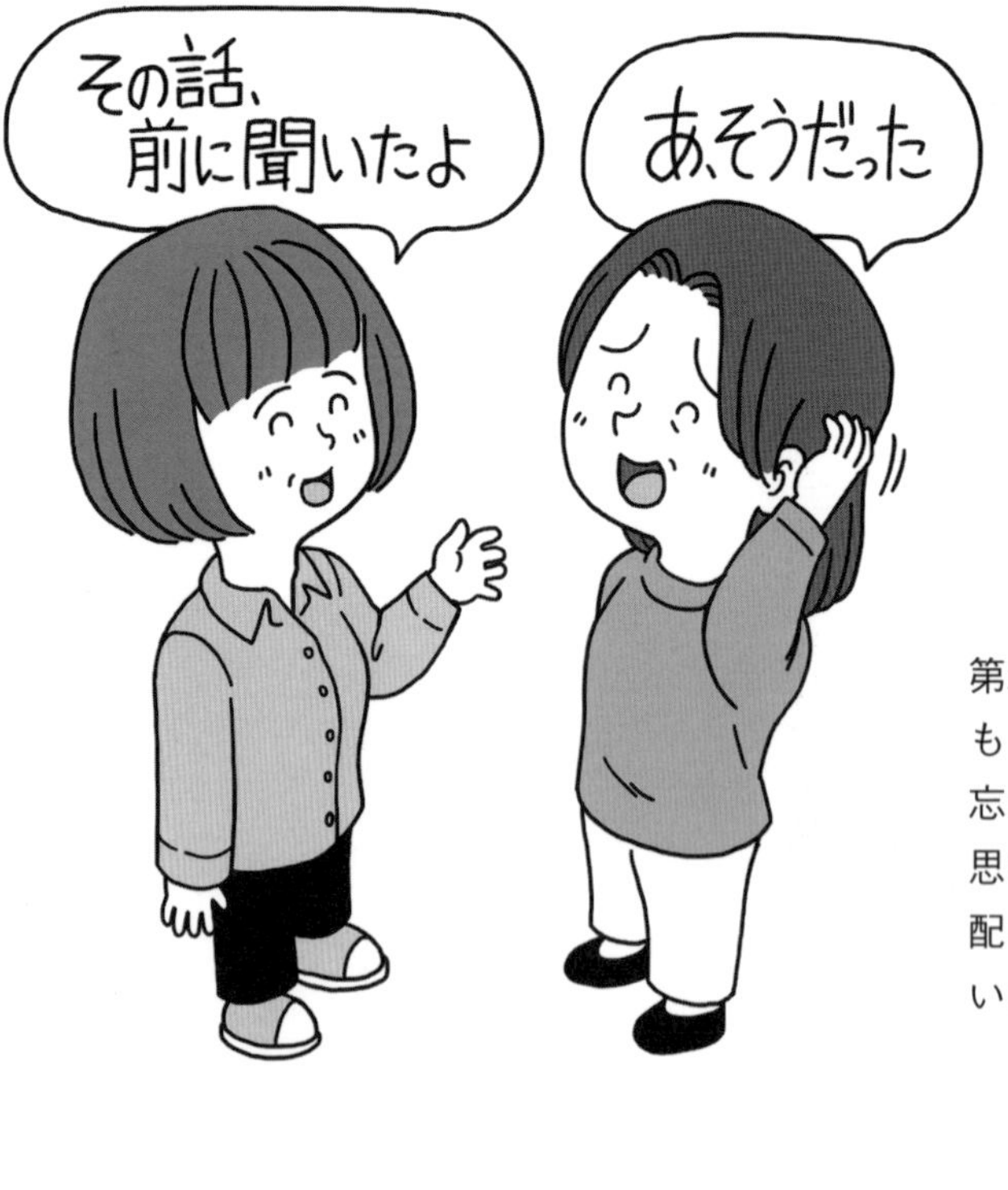

第三者にヒントをもらって、すぐに忘れていたことを思い出せれば、心配ないもの忘れといえます。

× 心配なもの忘れ

・今日が何日かなどがわからなくなる

・自分がいる場所がわからなくなる
（知っていたはずの道で迷子になる）

・何度も同じことを言い、それを指摘されても
同じことを言ったこと自体を思い出せない

・食事をしたことを忘れる

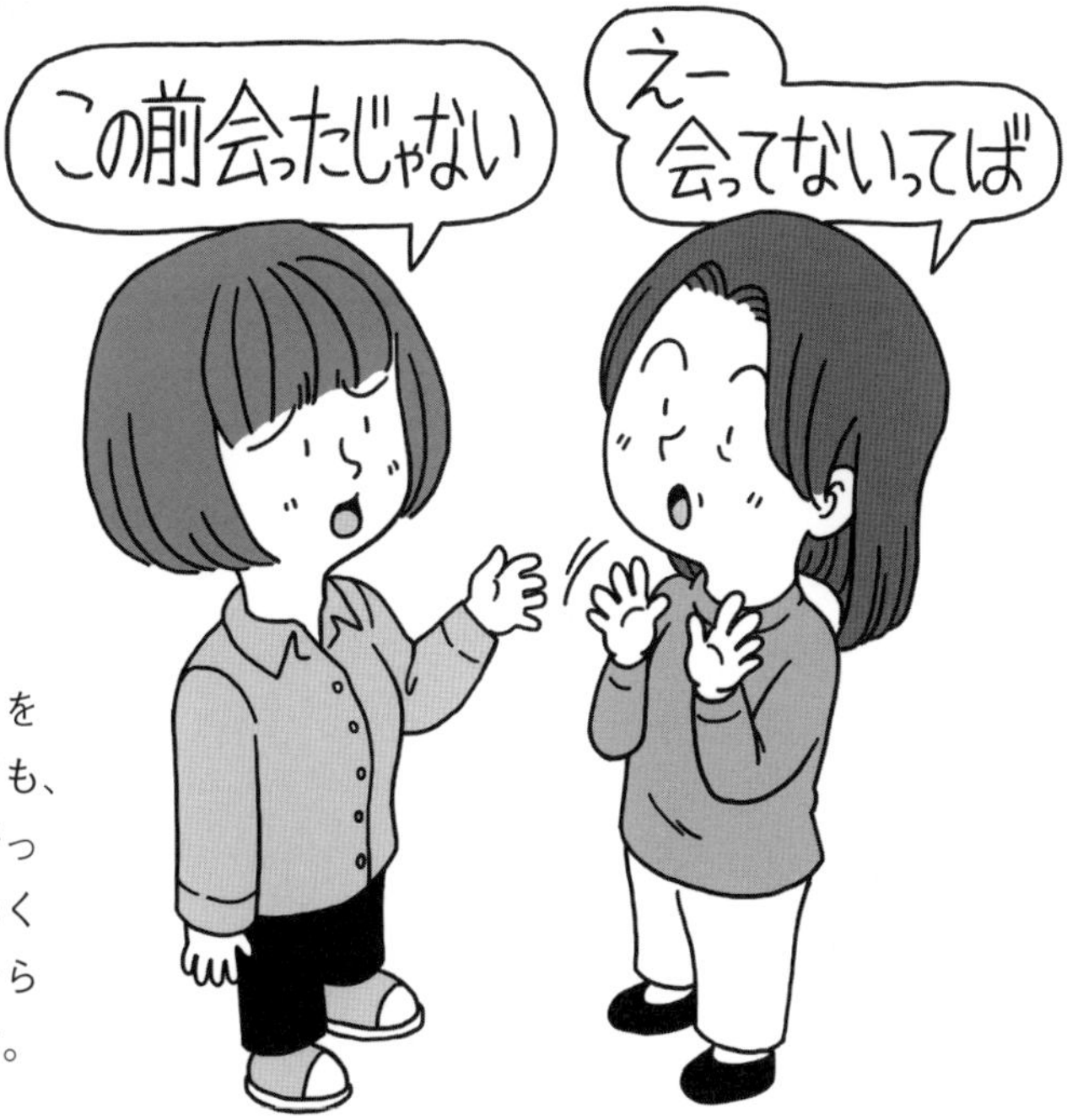
この前会ったじゃない
えー
会ってないってば

第三者にヒントを出してもらっても、自分が過去に行ったことをまったく思い出せないならかなり深刻です。

ストレスがもの忘れを悪化させる

稀ですが、もの忘れに不安を覚えて受診される働き盛りの方でも、問診をすると、「たしかに少し不安になるな」と思うような方もいらっしゃいます。そういった患者さんに共通しているのは、強いストレスを抱えていることです。そして、**ストレスが緩和されたら、もの忘れが改善したとおっしゃる方が多い**のです。

ストレスがもの忘れを悪化させる原因は、ストレスホルモンとも呼ばれる「コルチゾール」です。このホルモンは体を興奮状態にしてストレスを乗り越える態勢を整える働きをもちます。しかし、**あまりに強いストレスを受けると分泌量が過剰となります。とくに記憶の司令塔である海馬でコルチゾールが増えすぎると、脳の働きが低下し、もの忘れが増え、集中力が低下する**のです。

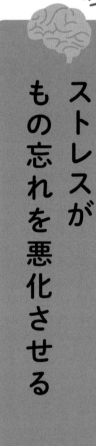

じつは、こうしたもの忘れは脳がストレスから体を守るために原因となるような情報や記憶をあえて忘れようとする、脳の防御反応なのです。**脳は常に心身に有害な情報や記憶、有益な情報や記憶を取捨選択**しています。このシステムがうまく働かないと、心身の健康を害するリスクが高まります。

脳にストレスを感じさせないためには「脳をだます」ことが有効です。方法は簡単で、嫌なことを感じたら、口角を上げて、作り笑いをするのです。すると、脳は「楽しいんだ」と勘違いしてくれます。

もうひとつは、心理的に追い込まれたときにネガティブな言葉を発するのではなく、「うまくいく！」、「大丈夫」といったポジティブな言葉を口にするのです。ポジティブな言葉を聞くことで脳は楽観的になります。ため息をつくときも悲壮感のある声を出してはいけません。たとえば**「はぁ」を「ぱぁ」というため息に変えるだけで悲壮感はなくなり明るい印象になります**のでやってみてください。

脳は、こんな単純なことでだまされてしまうものなのです。とにかく、ストレスを感じたら口角を上げる習慣をつけましょう！

脳をだましてストレス解消！

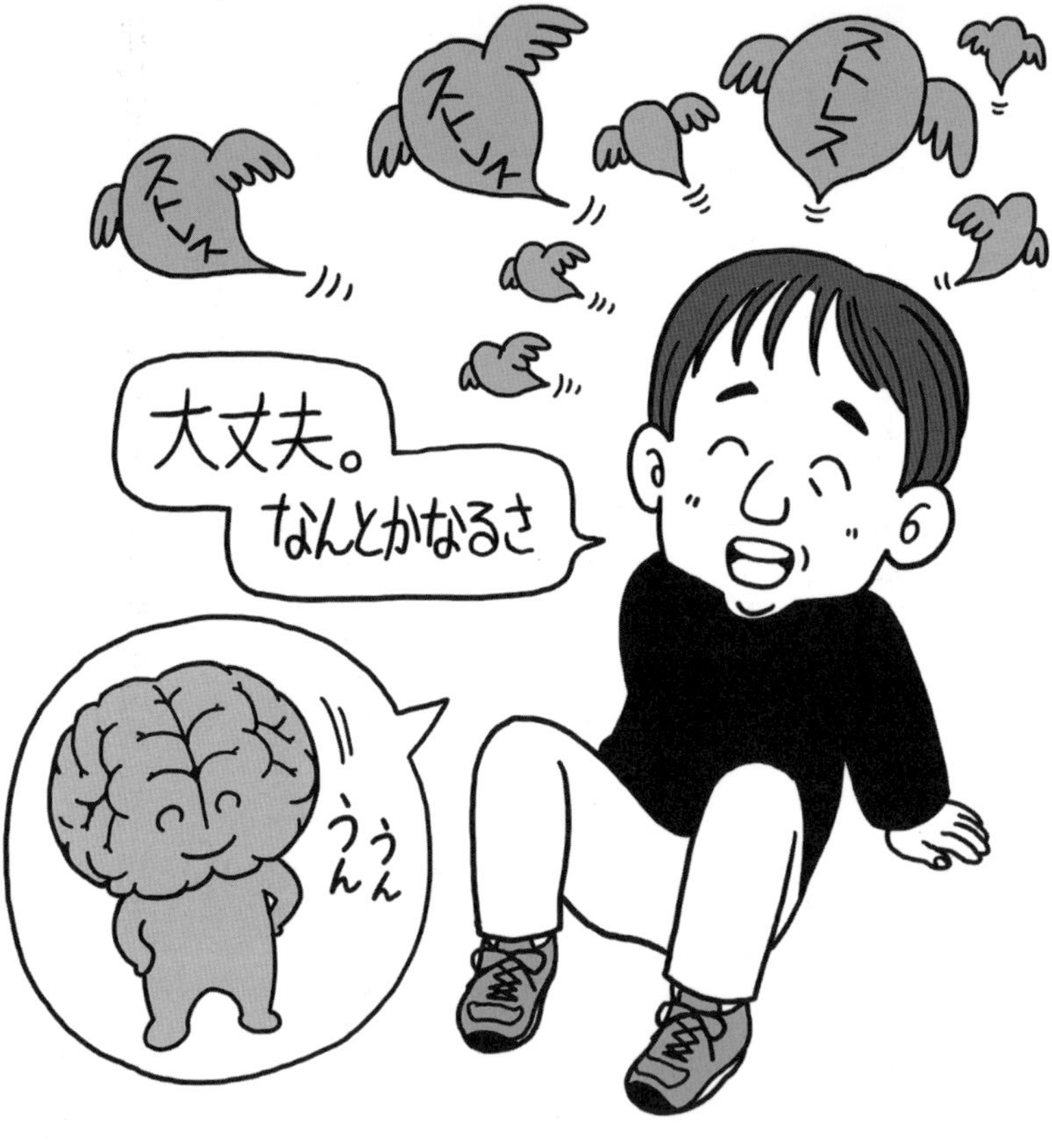
ストレス
ストレス
ストレス
大丈夫。
なんとかなるさ
うんうん

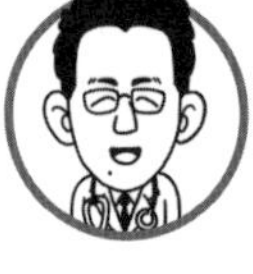

イラッとしたときに口角を上げるだけでもイライラが収まることもあります。ポジティブな表情や言葉が脳の老化を防ぐのです。

ストレス耐性チェック

当てはまる項目に◯をつけてください。◯が少ない方はストレスによってもの忘れの悪化、心のバランスを崩すなどのおそれがあります。原因を突き止め、距離を置き、気持ちをリラックスさせる時間を設けましょう。

1 冷静である
2 明るいほうだ
3 自己表現するほうだ
4 楽しい気分のことが多い
5 他人の顔色は気にならない
6 ポジティブな性格だ
7 他人をうらやましいと思うことは少ない
8 動くことが好き
9 他人の悪いところは気にならない
10 他人の長所に気づくほうだ
11 融通がきくほうだ
12 メッセージへの返事は早い
13 のんきなほうだ
14 事実確認をきちんとする性格だ
15 他人へ気を配るほうだ
16 ありがとうをよく言う
17 友人は多いほうだ
18 家族仲はよい
19 仕事は楽しい
20 いろいろなことに興味がある

5個未満 ストレスに弱いタイプのようです。ストレスを発散する手段をみつけ、心身に不調がある場合は、専門機関を受診しましょう。

6～9個 ストレス耐性は普通です。ただし、生活が不規則になったり、環境が変わったりすると強いストレスを感じるかもしれません。

10個以上 ストレスには強いタイプです。いまの生活スタイルを維持しましょう。

5人に1人が罹患する!?
他人事ではない「認知症」とは?

認知症はもはや国民病といえるほどの患者数になっています。

平均寿命の長さも関係しているとはいえ、2012年の65歳以上の認知症患者は462万人と、65歳以上の高齢者の約7人に1人でしたが、2025年には約730万人と、じつに約5人に1人になるとの推計もあります。さらに、その後も増加し続け、2040年に約950万人、2060年には約1150万人もの人が認知症になるとい

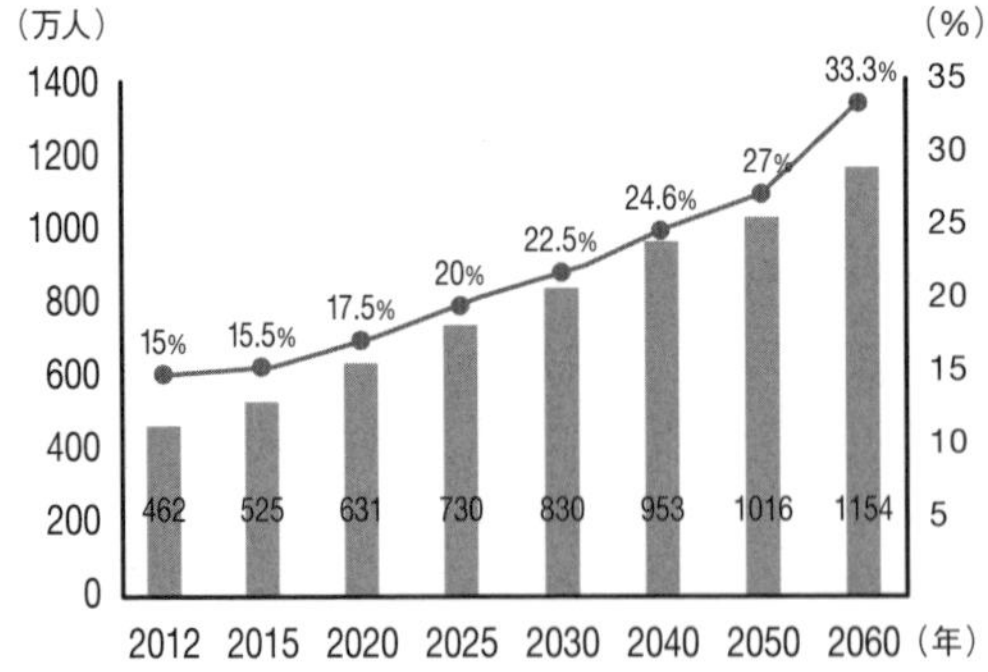

65歳以上の認知症患者の推定者と推定有病率
（各年齢の有病率が上昇する場合）
出典:内閣府「平成29年版高齢社会白書」を改変して作成

う恐るべき数字が叩き出されています。

認知症と聞くと若い世代の方は他人事のように思えるかもしれません。しかし、近い将来、認知症の有病率は高齢者の5人に1人をはるかに上回る数字になっていることは間違いありません。つまり、「まさか自分が……」の時代ではなくなっているということです。


それではここからは認知症について詳しく解説していきたいと思います。

認知症は、「物事を認識したり、記憶したり、判断したりする機能（＝認知機能）が著しく低下し、社会生活に支障をきたす状態」のことです。つまり、状態を表す言葉で病名ではないのです。病名とするときは、○○型認知症といったように、認知症を引き起こしている病態が頭に付けられます。

病態には数種類ありますが、**約7割を占めるのがアルツハイマー病が原因で起こる「アルツハイマー型認知症」**です。アルツハイマー病とは、脳神経細胞が死んでしまうことで脳が萎縮していく病気です。通常、萎縮は記憶を司る海馬から始まり、次第に脳全体に拡がっていきます。このようなメカニズムのため、初期症状としてもの忘れが発生するのです。アルツハイマー型認知症は、いまのところ完治をさせる治療薬は存在しないため、治療は進行をゆるやかにすることに主眼を置かざるを得ないのが現状です。

ほかに脳梗塞や脳出血など、脳の血管が詰まったり破れたりすることで発症する「脳血管性認知症」や、脳の神経細胞にレビー小体という異常なたんぱく質（αシヌクレイン）の塊がたまることで発症する「レビー小体型認知症」、前頭葉と側頭葉が萎縮することで発症する「前頭側頭型認知症」などがあります。**前頭側頭型認知症は、発症年齢が50〜60代と、働き盛り世代での発症が多い**ことがほかの認知症と異なる点です。

私は認知症を心配して受診してくる患者さんには必ず、「昨日の晩ごはんのメニューは何でしたか？」とか、「桜、猫、電車とあとで答えてもらいますから覚えておいてくださいね」といった質問をします。これは短期記憶のチェックのためです。**認知症の患者さんの典型的な症状が、昔の記憶はしっかり思い出せるのに、直近のことは思い出せない**というものだからです。

これは、認知症の症状は「海馬」という部位がダメージを受けることで表れやすいからです。この部位は、短期記憶を一時保管する働きをもつ部位です。記憶は直近に得たものはすぐに取り出して使う可能性が高いため、海馬に保管されます。しばらく使われないと「いまのところすぐに必要な情報ではない」と脳が判断し、長期記憶として大脳皮質と呼ばれる、本棚の奥のような場所にしまわれることになるのです。しかし、海馬がダメージを受けると、昨日の晩ごはんのメニューなどの「直近に得た情報」が保管されず消失してしまうのです。

不思議なことに、脳の機能が著しく低下しているはずの認知症の方でも言い訳はできます。以下は私が実際にアルツハイマー型認知症の患者さんにいくつかの質問をしたときのやりとりです。

——いまの総理大臣は誰ですか？

「新聞もテレビもあまり見ないですから。

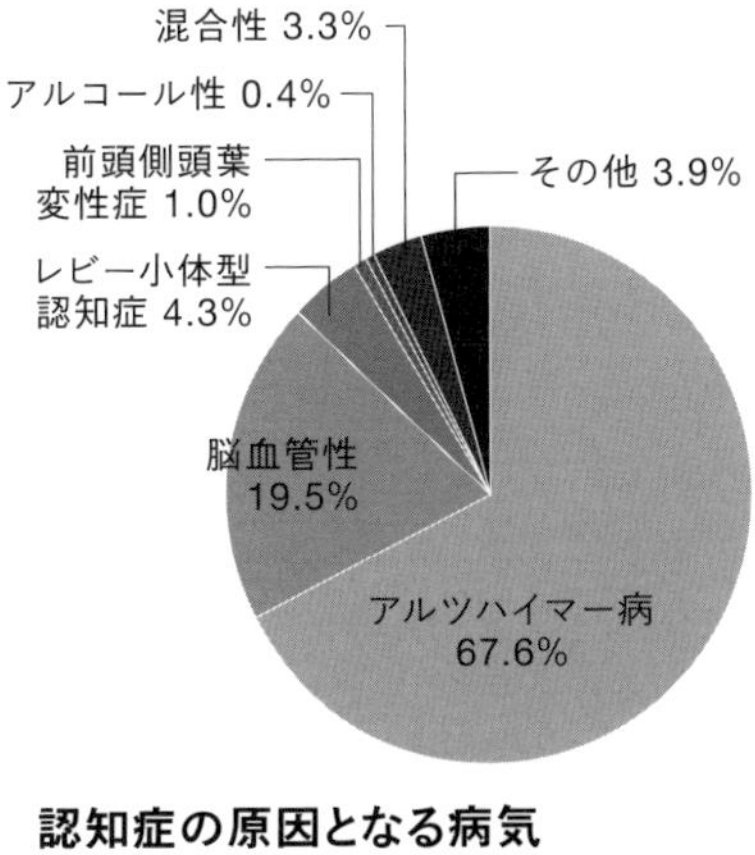

認知症の原因となる病気

出典:厚生労働省老健局　「認知症施策の総合的な推進について」(参考資料)令和元年6月20日

誰がやっても一緒と思いませんか？」
——昨日はどんな夕飯を食べましたか？
「そんなこと、お恥ずかしくて先生には言えませんよ」

傍目には正常なやりとりができているようにみえますよね。これが（アルツハイマー型）認知症に特徴的な**「とりつくろい反応」**です。じつはこれが落とし穴で、ご家族の方は、こういった言い訳をされると正常なやりとりができているように感じて安心してしまい、受診が遅れてしまうことも多々あるのです。

もの忘れがひどいといって受診される方のなかには、普段の生活に支障をきたすほどではないものの、記憶力などの低下が多少みられる、正常と認知症との境目のような状態である「軽度認知障害（ＭＣＩ）」と診断される方もいます。

これは認知症の検査と同様、ＭＭＳＥ（認知機能検査）をして、異常がみられたらＭＲＩで確定診断をするのが一般的です。ＭＣＩと診断された方の約半数は5年以内に認知症に移行するという報告もありますが、回復したという症例もあります。ＭＣＩの危険因子としてあきらかになっているのは、加齢、糖尿病、肥満、喫煙、高血圧、高コレステロール、うつ、生活環境の急激な変化、社会と隔絶した生活などです。

ただし、**ＭＣＩの段階で治療や生活習慣と食生活の改善をすれば、症状の進行を遅らせる可能性もある**ので、ＭＣＩと診断されたからといって、１００％認知症に移行してしまうと絶望する必要はありません。

認知症のおもな症状

脳のどこに障害があるかによって症状は異なりますが、中核症状はほとんどの認知症患者にみられる症状です。初期段階では、一部の症状のみが顕著だったりしますが、進行すると多くの症状が表れるようになります。

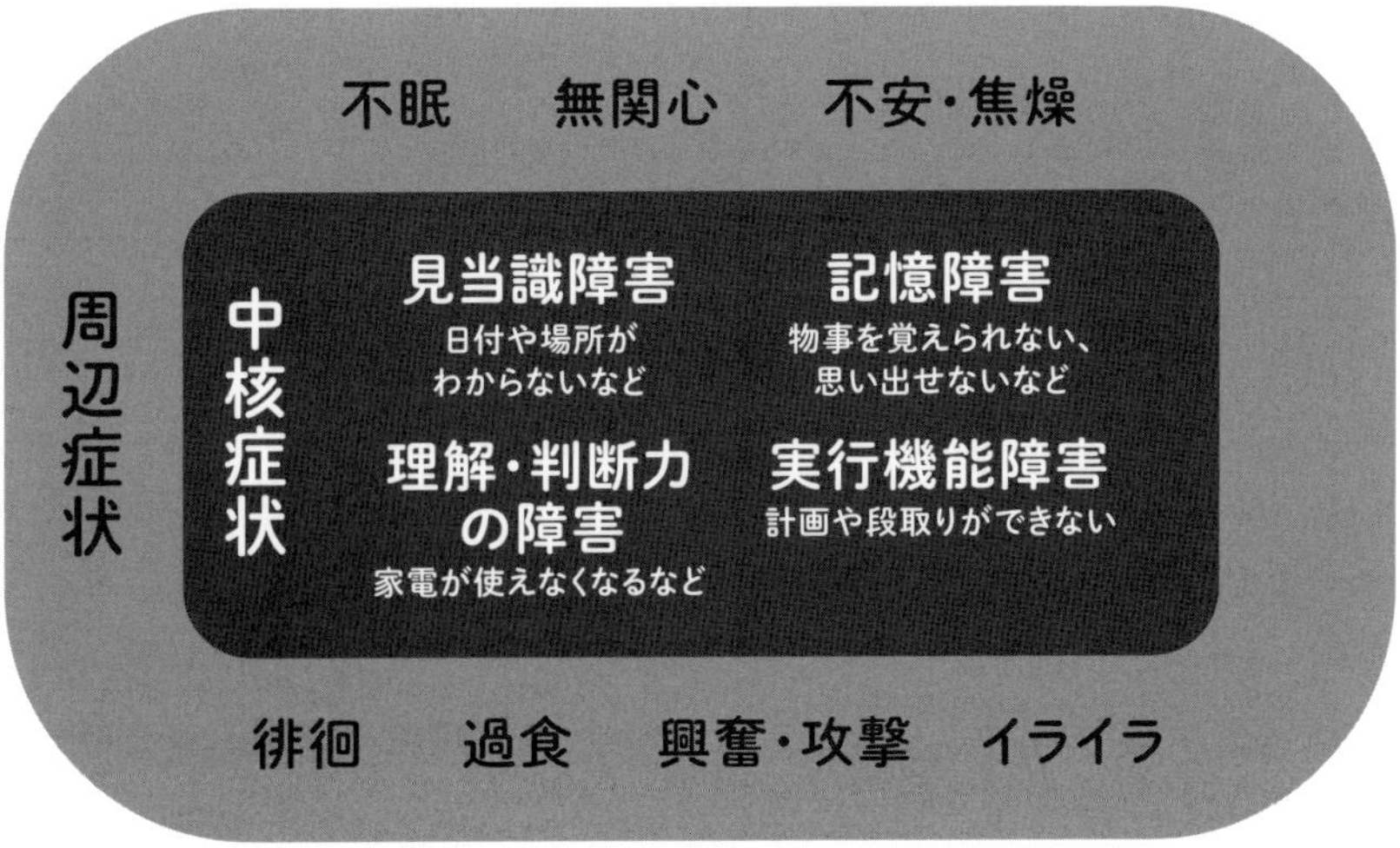

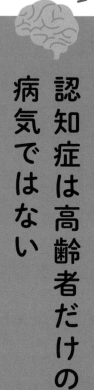

認知症は高齢者だけの病気ではない

65歳未満で発症する認知症を「若年性認知症」といいます。厚生労働省の調べによると全国で約3・6万人の患者さんがいるとされています。人口10万人あたりの若年性認知症者数は、50・9人と、決して少なくない数字です。また、推定発症年齢の平均は、51・3±9・8歳（男性51・1±9・8歳、女性51・6±9・6歳）となっています。

私も若年性認知症の患者さんを診察したことがあり、なかには30代で発症した方もいらっしゃいます。その方は、仕事での計算ミスが増えてお会計の数字が合わない、手帳を確認すると約束しているが、約束したことをまったく覚えていないといったことが頻繁に発生して、受診されました。ＭＭＳＥであきらかに異常がみられたため、ＭＲＩなどでの検査をしたところ脳に萎縮がみられて、若年性のアルツハイマー型認知症であることが発覚しました。

若くしてアルツハイマー型認知症になってしまう原因に関してはまだ不明の部分が多いのですが、アミロイドβという物質が関係していることはあきらかになりつつあります。では、次の項では、このアミロイドβについて解説していきましょう。

約束したこと自体がスッポリ抜け落ちる

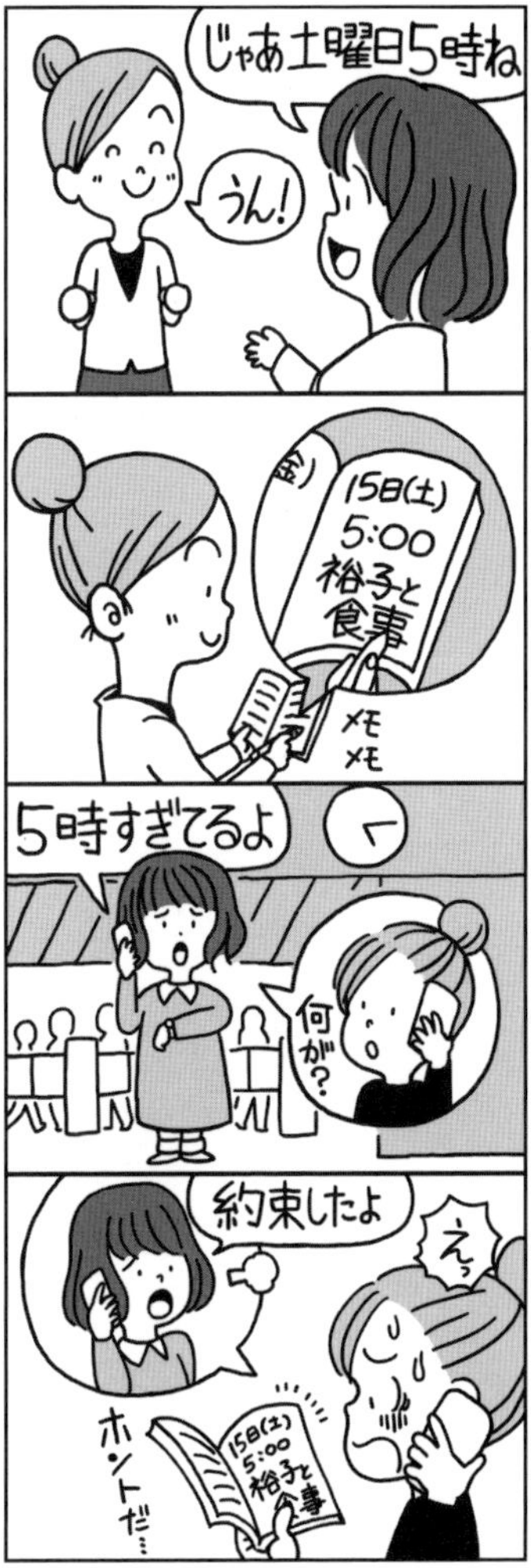
じゃあ土曜日5時ね
うん！
15日(土)
5:00
裕子と食事
メモ
メモ
5時すぎてるよ
何が？
約束したよ
えっ
15日(土)
5:00
裕子と食事
ホントだ…

徐々に脳をむしばむ、脳のゴミ「アミロイドβ」

じつは、罹患率のもっとも高いアルツハイマー型認知症を引き起こす原因物質は長らく不明なままでした。そのため、治療薬といえるものがなかったのです。しかし、近年、**「アミロイドβ」（正式名称はアミロイドβペプチド）という異常なたんぱく質が脳内にたまり、脳の神経細胞が破壊されてしまうことで発症すること**があきらかになりつつあります。つまり、アミロイドβは脳のゴミといっても過言ではないのです。

アルツハイマー型認知症の患者の脳には「老人斑」（p45のイラスト参照）と呼ばれるシミのようなものが多くみられるのですが、このシミの正体がアミロイドβです。そして、脳は老人斑ができているところを中心に萎縮し始めます。

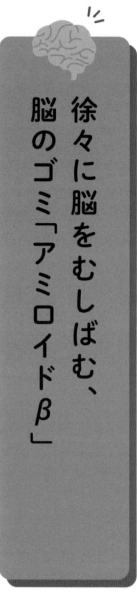

アミロイドβで脳が萎縮する

アルツハイマー型認知症の患者さんと健常者の脳のMRI画像です。アルツハイマー型認知症を発症すると下の画像のように脳は萎縮して小さくなっていきます。アミロイドβの蓄積が多い部位から萎縮は進行するのです。

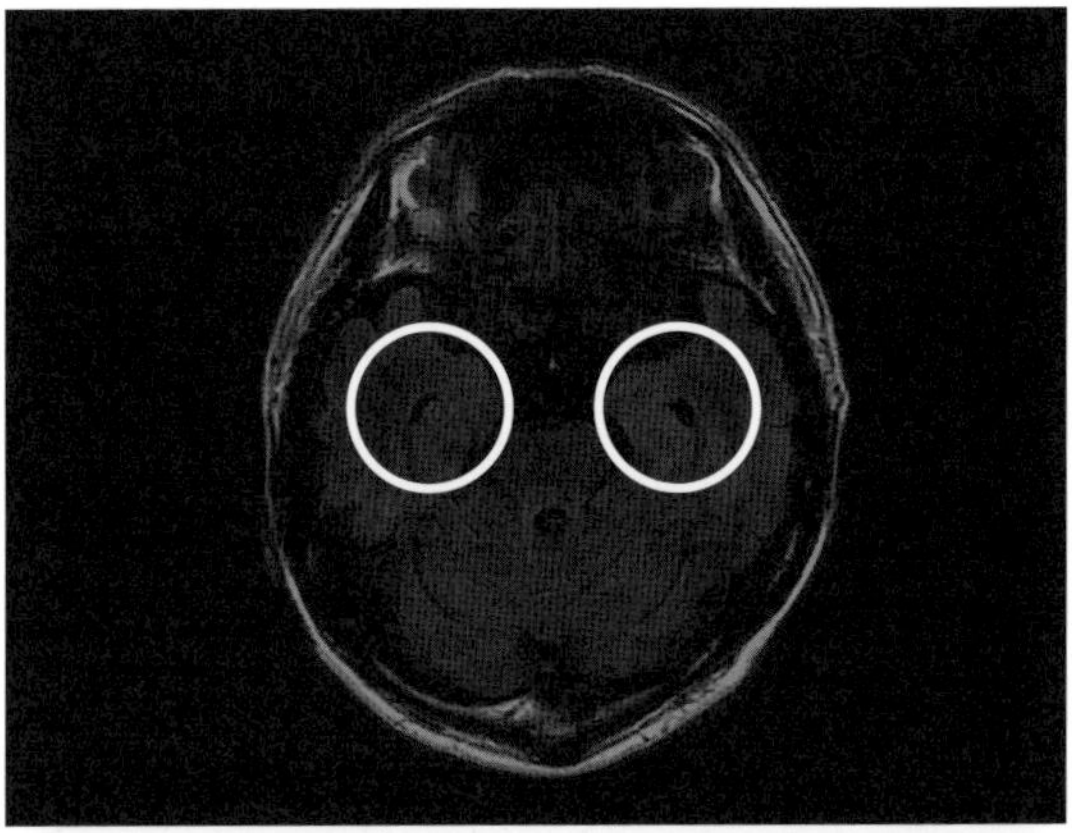

正常な脳のMRI画像

海馬を含む側頭葉内側部（丸枠内）の萎縮は見られず、側脳室下角（黒い部分）は小さく見えます。

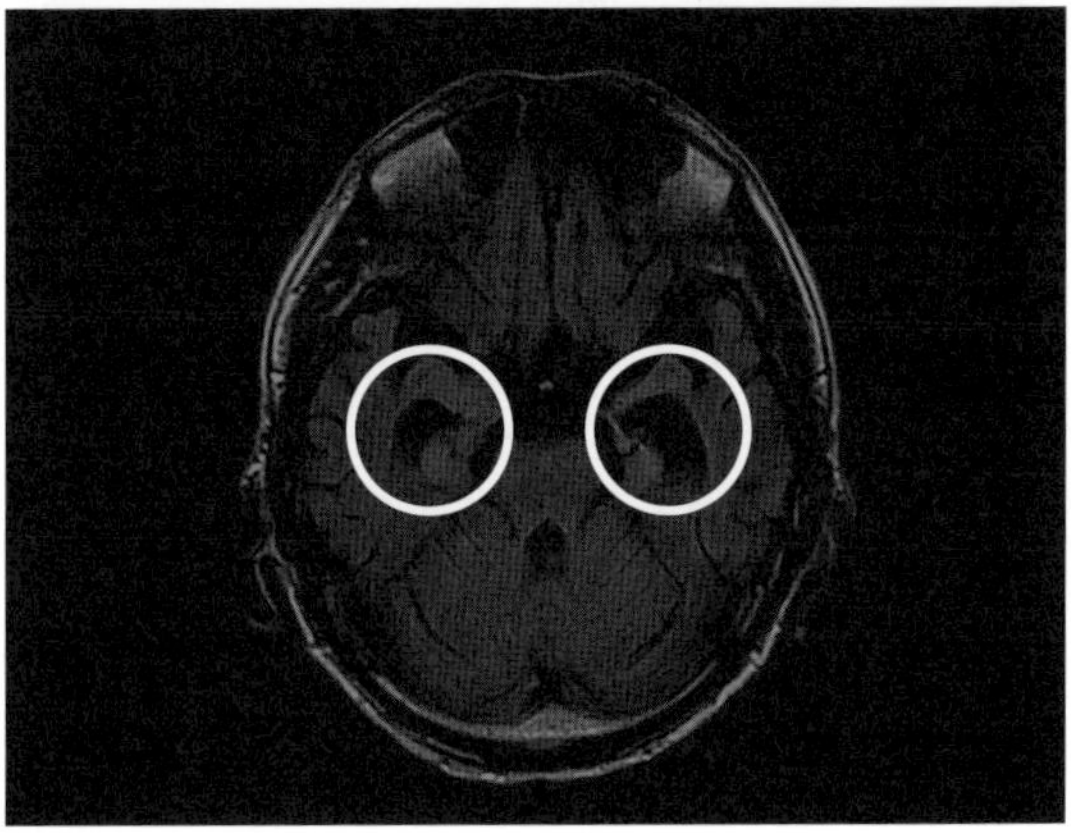

アルツハイマー型認知症の患者さんの脳

海馬を含む側頭葉内側部（丸枠内）が萎縮したため、側脳室下角（黒い部分）が拡大しています。

脳のどこが萎縮するかによって症状の出方は変わりますが、記憶、知覚、思考、体を動かす機能など、人間らしく生きていくために必要な脳の機能を司る部分にアミロイドβがたまり、その部分の脳細胞が破壊されてしまうと、社会生活を円滑に営むことが困難になってしまいます。

アミロイドβの恐ろしいところは、長い年月をかけて少しずつ脳にたまっていき、蓄積を感じさせるような兆候がみられないところです。あるとしても「少しもの忘れをしやすくなったかな」という程度です。しかし、その段階で画像診断をしたとしてもアミロイドβの蓄積量は確認できません。そうこうしているうちにもアミロイドβは密かにたまり続け、ある日突然、牙をむくのです。

では、どのくらいの年月をかけてアミロイドβはたまっていくと思いますか？**答えは約20年**です。個人差はありますが、**発症年齢が65歳以上から増加していくことを考えると、40代くらいから蓄積は始まっていく**と考えられています。

ちなみに、アルツハイマー型認知症と前頭側頭型認知症には「タウ蛋白」というたんぱく質が関与していることが知られています。タウ蛋白もアミロイドβ同様、脳内に蓄積して脳の神経細胞を破壊します。こちらに関しては、アミロイドβ以上に不明なことが多いのです。

両者に共通しているのは、体が正常な状態であれば体内で発生しても血液やリンパ液などとともに体外へと排出されていくということです。しかし、何らかの問題が発生して排出が滞ることで脳にたまり、脳の細胞の破壊が進んでしまうのです。**問題が発生する原因としては、生活習慣や食習慣**といわれています。

第2章では、アミロイドβやタウ蛋白などの、いわゆる「脳のゴミ」が排出されなくなってしまう原因について、より具体的に解説していきたいと思います。

アミロイドβがジワジワたまり「老人斑」が増えていく!

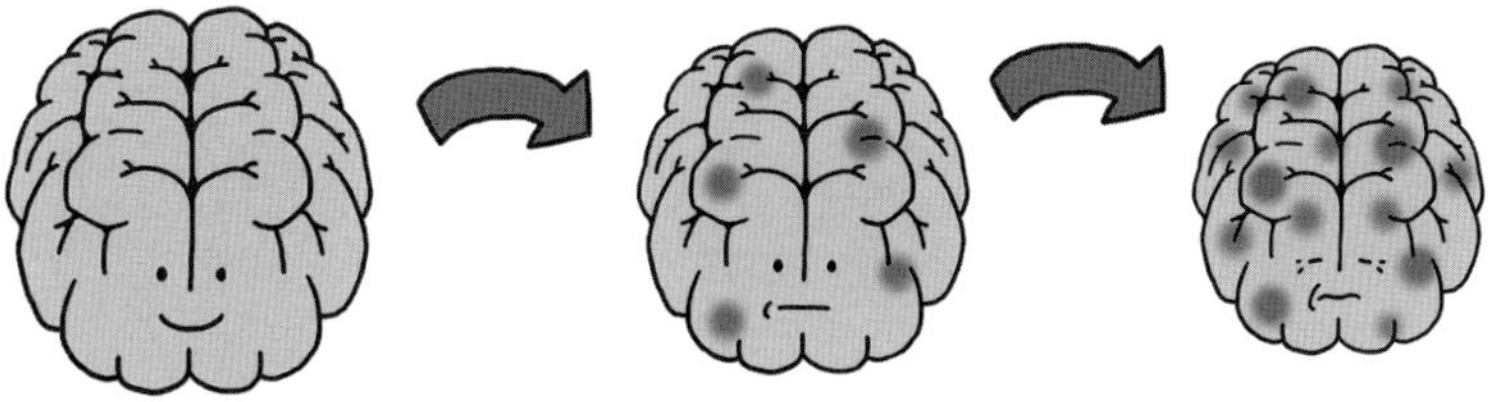

肌と同じように加齢とともに脳にもシミができます。このシミはアミロイドβの沈着が原因と考えられており、脳の萎縮はシミのできた部分から進んでいきます。

違和感を覚えたら まずは脳神経内科へ

もの忘れがひどく、認知症への不安があるとき、どの病院を訪ねるべきか迷いますよね？　私のクリニックでもどこで診てもらえばいいのか迷って、「もの忘れ外来」という診療科目があったから来院したという方が多くいらっしゃいます。もしも**近くにもの忘れ外来がない場合は、ぜひ「脳神経内科」を受診してください。**

心療内科を最初に受診される方がいらっしゃいますが、認知症である場合は発見が遅れることもあります。認知症の初期症状とうつの症状は似ているため、MRIなどで脳の状態をみないと判別できないことがあるからです。とくに、若い方の場合は認知症を疑わず、うつの診断が下されることも多いため、それが発見の遅れにつながるケースがあるのです。

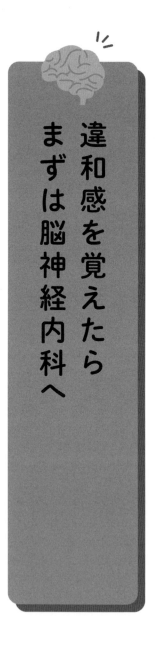

高齢の方でも、心療内科から転院されてくるケースが多々あります。こうした場合、症状は進行した状態となってしまっていることもあります。

ただし、心療内科を否定するわけではありません。心療内科でも認知症診療に慣れている先生は大勢いるからです。また、ＭＭＳＥやＭＲＩでは異常がみられず、うつなどの心の問題が疑われるのであれば、脳神経内科でも治療は可能ですが、心療内科に転院されたほうがいい場合も多いのです。とはいえ、**認知症は早期発見が重要という観点からすると、まずは脳神経内科で検査をしてから治療方針を決定することをおすすめします。**

うつだと思ったら……

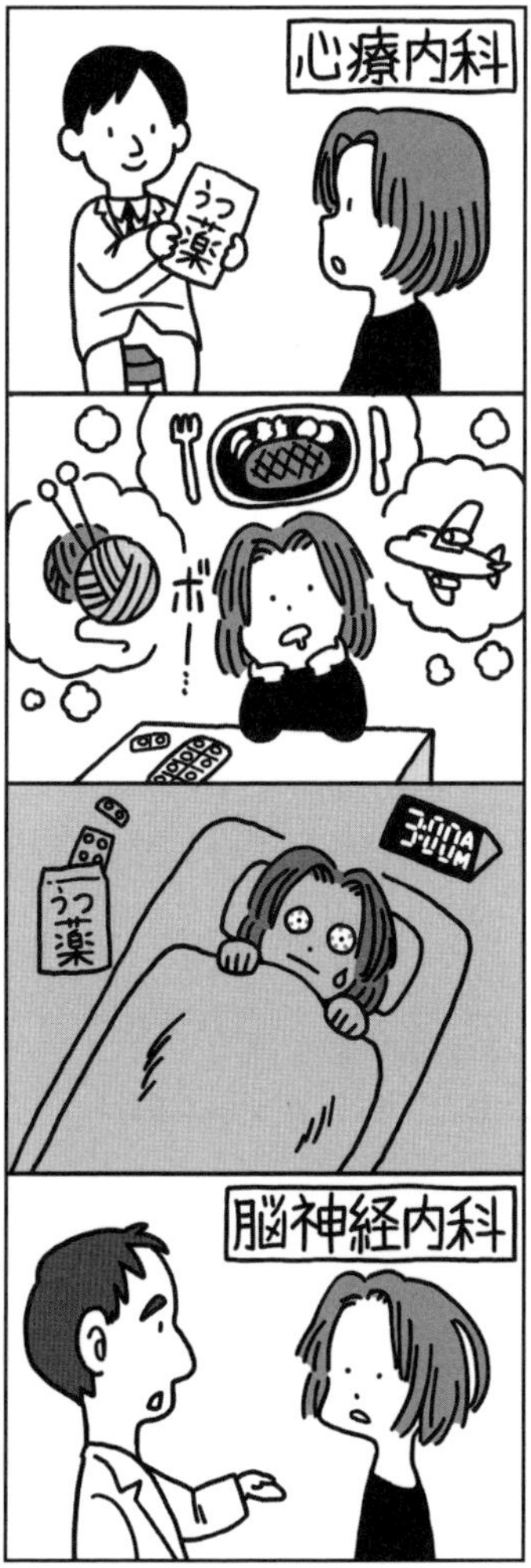

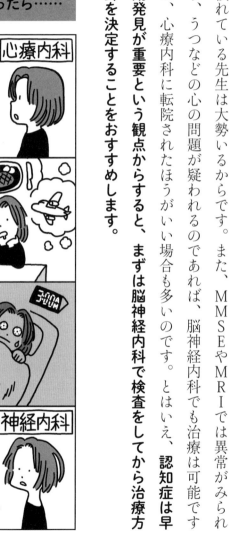

COLUMN

認知症は不治の病なのか？

現在のところ認知症は罹患してしまうと治すことはできない疾患、つまり「不治の病」といわれています。ただし、病態によって違いがあります。たとえば、脳血管性認知症の場合は脳卒中や脳梗塞などの脳血管障害により脳の血管が破裂したり、血管が詰まったりして脳細胞が死んでしまった部位に関しては再生することはできないので、リハビリなどをしても症状を消滅させることはできません。しかし、脳血管障害が再発しないようにコントロールすることで進行をくいとめることは可能です。

アルツハイマー型認知症に関しては、アセチルコリンという記憶伝達物質を増やして記憶回路がうまく回るようにする薬があり、早期に投薬を開始すれば1年～1年半くらいは進行を後ろ倒しにすることが可能です。レビー小体型認知症でも早期に投薬を開始すれば進行をゆるやかにできます。こういったことからも、少しでも不安を感じたら躊躇することなく脳神経内科を受診することが重要ということです。

進行がなかなかくいとめられないのは、前頭側頭型認知症です。これに関しては、残念ながら進行をゆるやかにするような治療方法すら確立されていません。

アルツハイマー型認知症に限定されていますが、最近、アミロイドβを除去することで症状の進行を遅らせる効果が期待できる「レカネマブ」という新薬が開発されて注目を集めています。アルツハイマー型認知症に関しては、治療の道が大きく開けたといえるかもしれません。

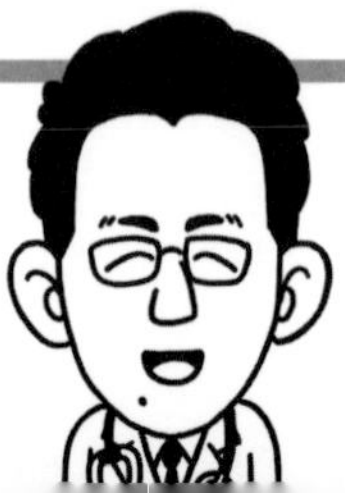

2
章

脳の老化を
とめる暮らし方

世の中には、同じ年齢なのに若くみえる人
逆に、老けてみえる人がいます。
この差を生むのは生活習慣や食習慣です。
脳も外見と同じで、生活習慣や食習慣に
気をつければ若々しさを保てるのです。
この章ではどのように暮らしていけば
脳の若々しさが保てるのかを考えていきましょう。

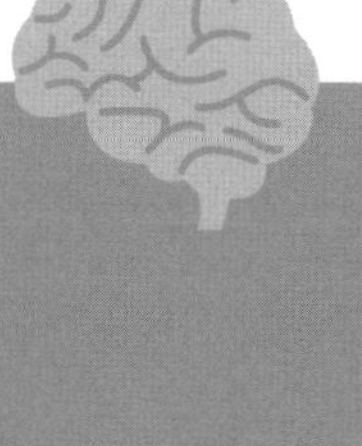

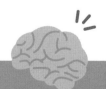

脳は疲労困憊！ スマホ脳に要注意

脳の疲労は脳が老化する直接的な原因になります。しかし、現代社会において脳を疲れさせる要因は星の数ほどあります。とくに、**ストレスは脳を疲れさせる最大の原因**といえます。第1章で、もの忘れの原因がストレスということは解説しましたが、もの忘れも脳がストレスにより疲れてしまい機能低下を起こしたすえに発生する現象のひとつなのです。

脳を疲れさせるもうひとつの原因は、脳のすみずみまで血液がいきわたらない血流不全です。血液は全身に酸素や栄養を運ぶ役割をもっています。そのため、**血液の流れが滞ると脳は酸素不足や栄養不足に陥り、それが脳疲労を引き起こします。**脳細胞は酸素不足に非常に弱く、たった数分の間、脳に酸素がいかなくなるだけで脳細胞は壊死し始めます。脳卒中や心筋梗塞などで脳への血流が滞ると、たとえ回復しても麻痺や意識障害などの後遺症が残るのはこういったしくみがあるからです。脳血管性認知症もその後遺症のひとつです。

長時間にわたりデスクワークを行って頭がボーッとしたり、集中力が途切れたりした経験をしたことがあるという方は多いと思います。これは同じ姿勢でいることで脳への血流が滞り、脳が疲れて脳機能が低下してしまったことが原因のひとつでもあります。そんなときは**少し体を動かして血流を改善すると頭がすっきりする**はずです。血

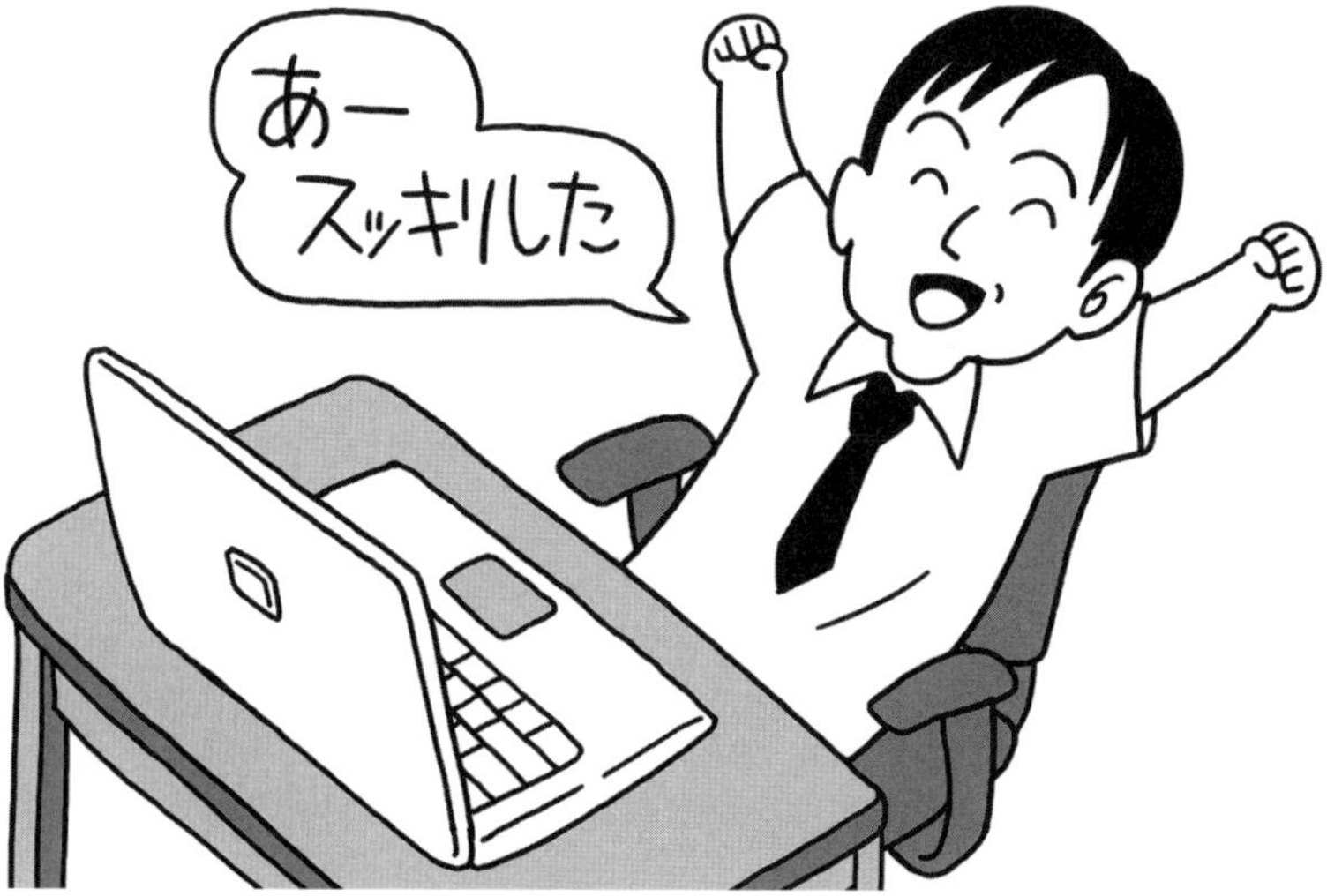

流不全は脳の大敵ということを常に意識して、定期的に体を動かすクセをつけるようにしましょう。

ほかに睡眠不足、肉体疲労、運動不足、栄養バランスの偏り、一度にいろいろなことを行うマルチタスクなどは脳を疲れさせる原因となります。

もっとも深刻なのは、情報を多く脳に入れすぎることによって脳をオーバーヒートさせてしまうことです。デジタル社会の現代は情報が氾濫していて、脳が情報を取捨選択する余裕がなくなり、オーバーヒート状態となってしまうのです。新聞や雑誌は欲しい情報をひとつずつ読むというパターンが多いですよね？　いっぽう、ネットの場合は、情報が次々と入り込む環境です。ネットでニュースを読んでいて、同じ画面の横や下にある情報まで気になってクリックして別の記事を読み始め、また違う記事をクリックして……を繰り返す。こうして、いつの間にか何時間もパソコンやスマートフォンを見続けていたという経験をしたことがない方はいないのではないでしょうか？　こうした情報の波にのまれたようなライフスタイルは脳に大きな負担となり、疲労困憊させてしまいます。**デジタル機**

器からの情報量は多すぎて、脳の処理能力を超えてしまうのです。

とくに問題なのはスマートフォンです。スマホ依存症などという言葉を耳にすることが多いと思いますが、これは将来の認知症患者を増やす要因になるのではないかと危惧しています。**スマートフォンは脳の前頭前野という部位を疲れさせ、機能を低下させる**ことがわかっているからです。前頭前野は、記憶や感情のコントロール、行動の抑制など、人間が人間らしく、さらに理性的に生きるための高度な機能のコントロールを司る部位です。ここの機能が低下すると、感情のコントロールがきかなくなったり、判断力が低下したりします。もちろん、記憶も影響

スマホで脳がオーバーヒート

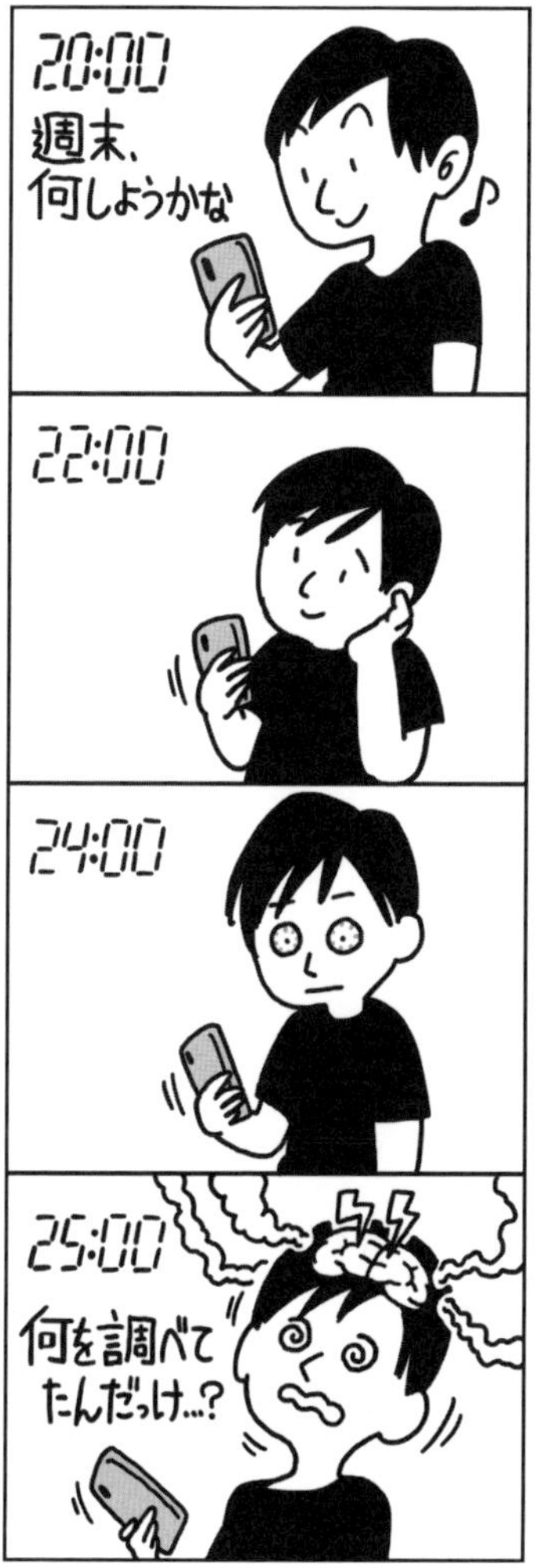
20:00
週末、何しようかな
22:00
24:00
25:00
何を調べてたんだっけ…？

されるため、もの忘れがひどくなることもあります。このように**スマートフォンの使いすぎによって機能が低下した脳を「スマホ脳」と呼ぶ**こともあります。

スマホ脳の状態が長期間続くと、将来的には認知症のリスクが高まることが考えられます。スマートフォンが普及してまだ日が浅いため、認知症とスマートフォンとの関連性はあきらかにはなっていないものの、スマートフォンの使いすぎは認知症患者増大の一因となる可能性があります。近い将来、「スマホ認知症」なる言葉が一般的になる時代がくるかもしれません。

脳を守るという意味では、スマートフォンやパソコンなどの使用は1日2時間を限度にしてほしいのですが、そんなことをできる方は皆無でしょう。そのため、私は患者さんに**1日に最低でも連続して1時間はデジタル機器から距離を置く、いわゆるデジタルデトックスの時間を設ける**ようにアドバイスしています。

食事の時間、トイレに行く時間、入浴時でもかまいません。とにかくデジタル機器を見ない、情報を脳に入れない時間を作る努力をしましょう。それが脳の老化を防ぎ、将来の認知症リスクを低減させることにつながるのです。

脳疲労度チェック

このチェックシートはあなたの脳がどのくらい疲れているかを知る指針となります。もの忘れや仕事でのミスが多いと感じたときだけではなく、定期的にチェックすることをおすすめします。下の項目を読み、当てはまる＝2点、どちらともいえない＝1点、当てはまらない＝0点として計算してください。

- □便秘気味である
- □寝つきが悪い、睡眠中に何度も目が覚める
- □味が濃いものが食べたくなる
- □物や人の名前がすぐに思い浮かばない
- □イライラしやすい
- □理由もなく気分が落ち込む
- □ひとつのことに集中できない
- □疲れがとれない、疲れやすい
- □優柔不断といわれることが多い
- □不安に感じることがある
- □約束を忘れやすい
- □デジタル機器を2時間以上操作することが多い
- □嫌なことが忘れられない

9点以下…脳疲労度20%

現在のところ脳は元気なようです。ただしスマートフォンやパソコンを操作する時間が長い場合は油断は禁物。デジタルデトックスを心がけましょう。

10〜19点…脳疲労度50%

放置すると脳が疲労困憊する可能性も。デジタルデトックスや十分な睡眠、ストレス解消、運動など、脳を休息させる工夫をしましょう。

20点以上…脳疲労度90%

脳がかなり疲れています。気分や体調がすぐれない、もの忘れが激しいといった場合は、脳神経内科など専門の医療機関を受診しましょう。

糖は諸刃の剣！ 脳の健康は血糖値が左右する

アルツハイマー型認知症を引き起こすアミロイドβがたまる原因としてあきらかになっているのは、高血糖です。簡単にいえば、甘いものやごはんなどの炭水化物のとりすぎです。とくに、糖尿病の方、健康診断などで血糖値が高いといわれている方は要注意です。

九州大学が行っている「久山町研究」の追跡調査によると、血糖値を正常に保つ調節能力が低い方（耐糖能異常）は、血糖値を正常に保つ調節能力が正常な方と比べ、脳血管性認知症、アルツハイマー型認知症の発症率がともに2倍前後も高いことがわかっています。別の研究では、**初期認知症患者と糖尿病患者の認知機能検査（MMSE）の結果はほぼ同程度**という驚きの結果も報告されています。

血糖値と認知症の関係

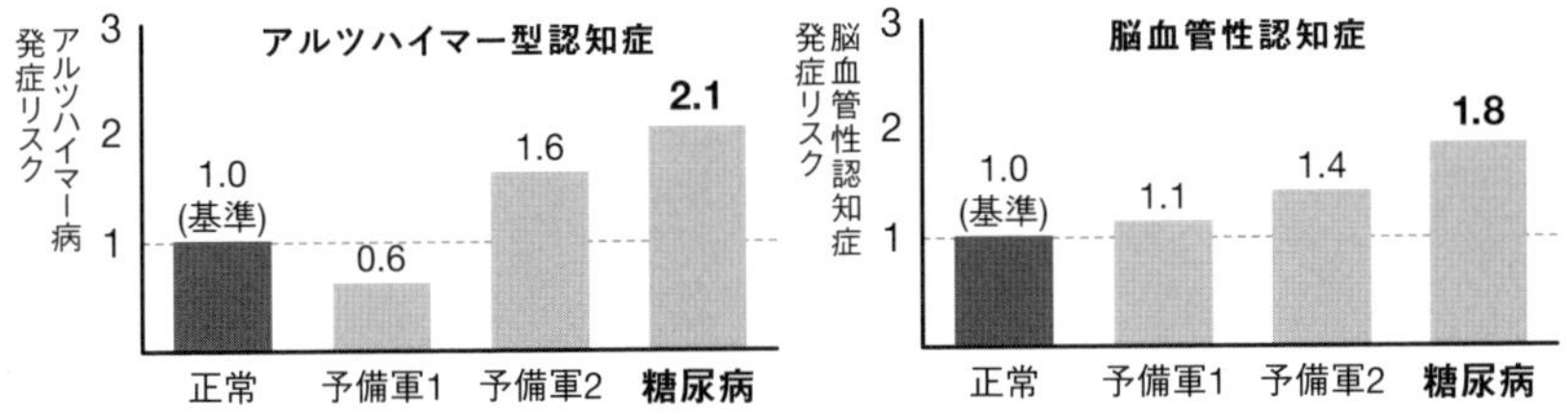

予備軍1…空腹時の血糖値が少し高い
予備軍2…ブドウ糖負荷試験でブドウ糖摂取後の血糖値が少し高い
出典:Ohara T, et al. Neurology, 77; 1126-1134,2011を改変して作成

これにはすい臓から分泌される「インスリン」というホルモンが関わっています。インスリンは血液のなかを漂う糖を筋肉や肝臓に運んで血糖値を下げる働きをもちます。しかし、糖をとりすぎると血液中の糖が急激に増えてインスリンが大量に分泌されます。これが繰り返されることで、すい臓が疲弊してインスリンを正常に分泌できなくなり、血中の糖の量をコントロールできなくなります。初期の段階では高血糖と診断され、放置すると糖尿病へと移行してしまいます。

役割を終えたインスリンはインスリン分解酵素によって分解され排出されます。じつは、この酵素はアミロイドβを分解して除去する働きももっています。しかし、高血糖になるとインスリン分解酵素は分泌されすぎたインスリンを排出するために使用されてしまい、アミロイドβを排出するための酵素が不足するという事態に陥ります。その結果、脳にはアミロイドβがどんどんたまってしまうのです。

自分は糖尿病ではないので問題ないと思う方も多いかもしれませんね。しかしそれは間違いです。甘いものや炭水化物など、血糖値を急激に上昇させるような食べ物ばかり食べ続けると、「血糖値スパイク」という血糖値の乱高下が発生します。それが続くとインスリンの働きが悪くなるインスリン抵抗性と呼ばれる状態に陥り、アミロイドβがたまりやすくなることがわかっているのです。

加えて、高血糖になると血管が傷つき、「血管の障害」を起こしやすくなります。つまり、**高血糖は脳出血や脳梗塞が原因の脳血管性認知症のリスクも高める**ということです。

逆に、血液中の糖が少なすぎる低血糖も大問題です。高血糖は長い期間をかけて徐々に脳機能を低下させていきますが、**低血糖の場合は血糖値が急激に低下すると脳が機能不全を起こし、最悪の場合は意識を失う**こともあります。糖尿病の方に限らず、健常者でも過度の糖質制限などをすると低血糖に陥ることがあるので注意しましょう。

ここまで読むと、甘いものやごはんを食べるのが怖くなってしまうかもしれませんが、糖は脳の機能を維持するうえでとても大切な栄養素です。脳の唯一のエネルギー源が糖だからです。**肝心なのは、血糖値の上昇をゆるやかにする食べ方を心がけること**です。たとえば、野菜などの食物繊維の多い食品を食べてからごはんを食べるようにするだけでも血糖値の上昇をゆるやかにできます。

アミロイドβは後回しに!

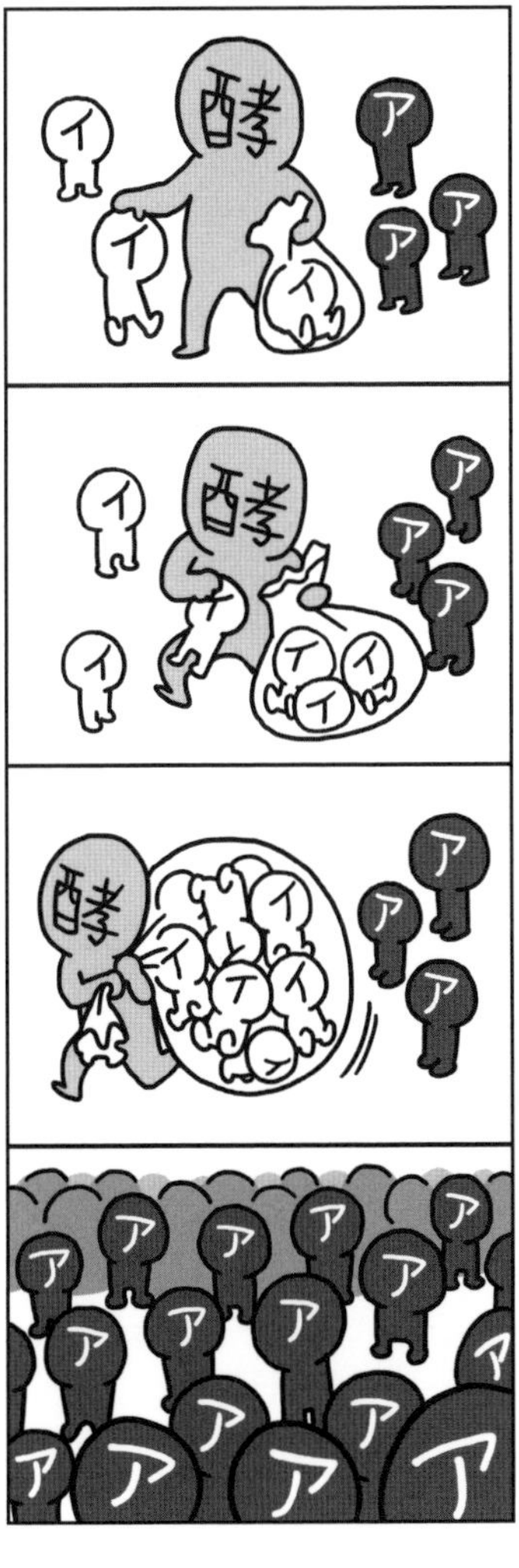

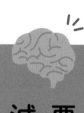

悪玉コレステロールを減らす生活を

脳の血液の流れが悪くなると脳の機能低下が起き、それが認知症発症の一因となることはすでに解説しました。**血液の流れを悪くする原因となる物質が悪玉（LDL）コレステロールと中性脂肪**です。この物質は血管の壁にこびりついて血管を狭くし、硬く（動脈硬化）します。さらに進行すると、プラークと呼ばれる脂肪の塊を作り、それが徐々に大きくなることで血管が詰まり、最終的には破裂してしまいます。また、血液の粘り気を強くして、ドロドロになって流れも悪くなります。このドロドロ血液の犯人が悪玉コレステロールや中性脂肪なのです。

この現象は全身に発生しますが、心臓の血管が詰まれば心筋梗塞、脳の血管が詰まったり破れたりすれば脳卒中（脳梗塞や脳出血など）を引き起こします。こういったことから、**悪玉コレステロール値と中性脂肪値が高めの方は脳血管性認知症のリスクが高まります。**

アミロイドβの排出も滞ってしまうため、徐々に脳の老化が進み、アルツハイマー型認知症のリスクも高まります。脂質異常の方は認知症予備軍に入っているといっても過言ではないのです。実際、スタチンという悪玉コレステロールの値を下げる薬剤を服用すると認知症の発症が約20％も抑えられるといわれています。

悪玉コレステロール値と中性脂肪値が高めの方は、いますぐ食生活と生活習慣の見直しをしましょう。

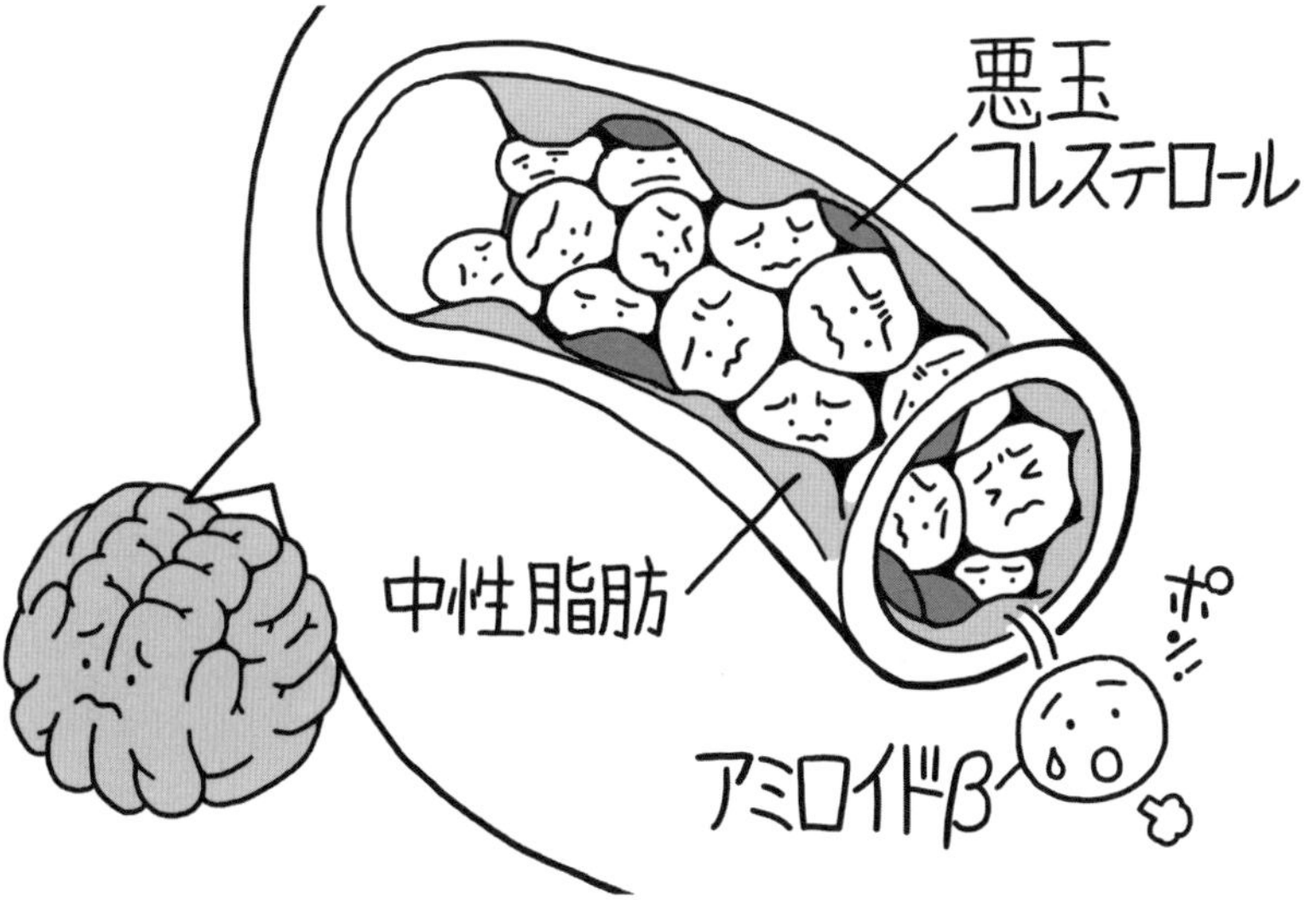

高血圧は脳の最恐の敵

ご存じのとおり、高血圧は脳卒中の一因で、そのため脳血管性認知症のリスク要因のひとつとなります。

平均年齢78歳のハワイ在住日系人を対象に、彼らの認知機能と25年前の血圧値の関連を調べたThe Honolulu-Asia Aging Study（HAAS）という疫学研究では、**収縮期血圧が10㎜Hg上昇するごとに認知機能が低下するリスクが5％ずつ増加する**というデータも報告されています。とくに中高年期の高血圧が認知機能低下やアルツハイマー型認知症の発症に関わりがあることを示唆する報告も多く存在します。こういったことから、降圧剤を服用して血圧をしっかりコントロールすることがアルツハイマー型認知症予防の一助になる可能性があるのではないかと注目されています。

いずれにせよ、高血圧であるということが脳の血管にダメージを与えていることは間違いなく、血流も悪くさせてしまいます。脳の血流の滞りが脳を老化させることは疑いようのない事実です。

つまり、**すべての年代において高血圧を放置しておくことはデメリットしかない**ということです。

血圧は毎日測りましょう

血圧は毎日同じ時間に測る習慣をつけましょう。年齢を問わず、血圧が正常値を超えている場合は、医療機関を一度は受診して対応策を相談することを強くおすすめします。

正常域血圧	正常血圧	収縮期血圧が120mmHg未満かつ 拡張期血圧が80mmHg未満
正常域血圧	↓ 正常高値血圧	収縮期血圧が120〜129mmHgかつ 拡張期血圧が80mmHg未満
正常域血圧	↓ 高値血圧	収縮期血圧が130〜139mmHgかつ／または 拡張期血圧が80〜89mmHg
高血圧	↓ I度高血圧	収縮期血圧が140〜159mmHgかつ／または 拡張期血圧が90〜99mmHg
高血圧	↓ II度高血圧	収縮期血圧が160〜179mmHgかつ／または 拡張期血圧が100〜109mmHg
高血圧	↓ III度高血圧	収縮期血圧が180mmHg以上かつ／または 拡張期血圧が110mmHg以上

脳の健康を脅かすホモシステイン

脳の老化や認知症の原因物質で、もうひとつ見落としてはいけないものがあります。それが「ホモシステイン」です。ホモシステインは必須アミノ酸であるメチオニンが代謝されるときに生成される物質です。必須アミノ酸とは、体内で作ることができないたんぱく質の一種で、食品からとらなくては不足してしまう栄養素です。メチオニンは体に不可欠なものですが、代謝の過程でホモシステインが作られてしまいます。体にはホモシステインを無毒化する代謝のしくみが備わっていますが、代謝が円滑に機能しないとホモシステインが蓄積してしまいます。

血中のホモシステインの量が多すぎると動脈硬化を引き起こし、脳卒中や心血管疾患のリスクが高まるということです。動脈硬化により脳の血流が悪くなるため、脳が老化することも考えられます。また、**血中ホモシステイン値が高い方は正常値の方の約2倍もアルツハイマー型認知症になりやすい**ことがあきらかになっています。

　メチオニンの代謝が滞り、血中ホモシステイン値が高くなる原因はビタミンB群不足です。とくに、ビタミンB12、葉酸、ビタミンB6はホモシステインの代謝を促し、ホモシステインの蓄積を抑えるとともに、蓄積したホモシステインを減らす効果があることがわかっています。

ホモシステインを増やさない栄養素と食品

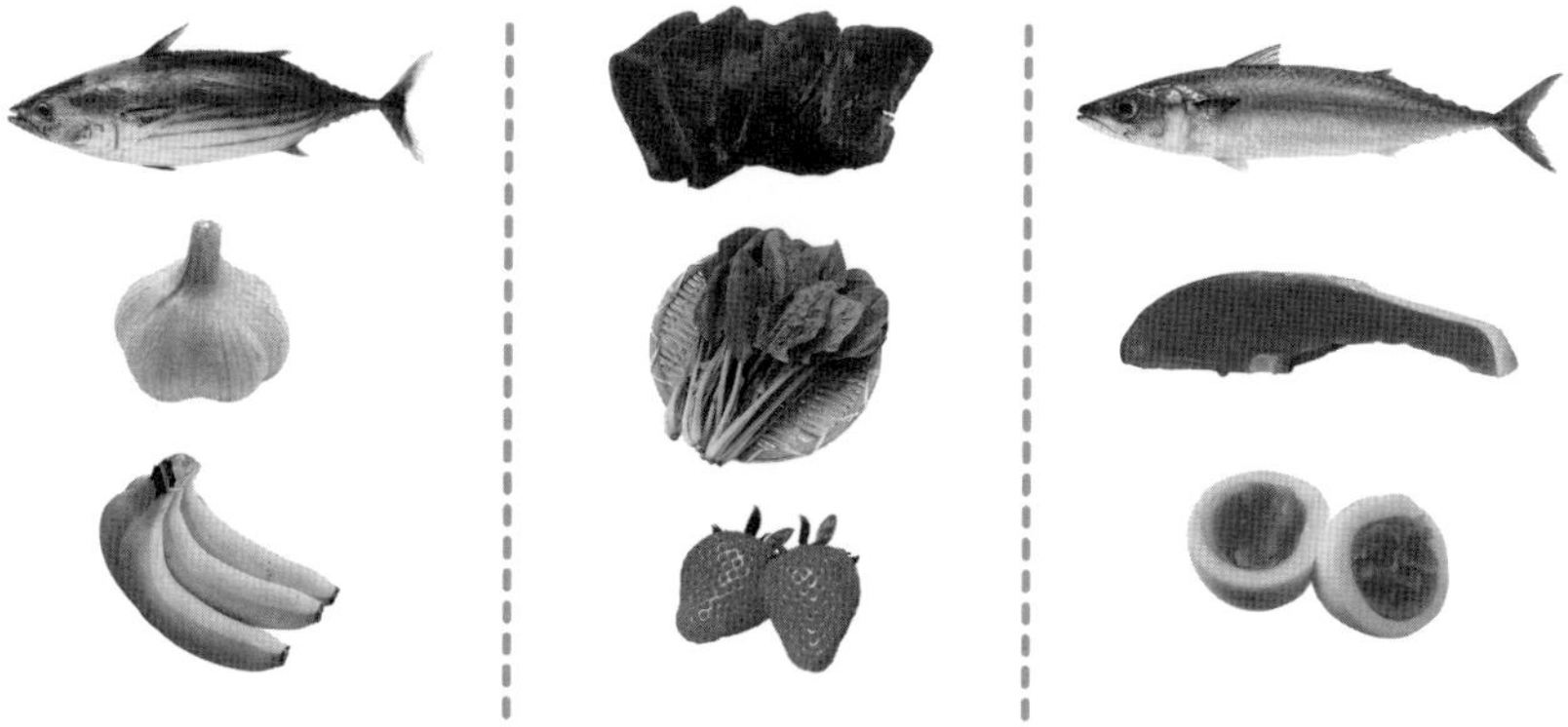

ビタミンB6を含む食品
カツオ（赤身魚）、ニンニク、バナナ、鶏肉、玄米など

葉酸を含む食品
レバー、ほうれん草、いちご、枝豆、卵黄、大豆製品など

ビタミンB12を含む食品
サバ、鮭、卵黄、カキ、レバー、アサリ、シジミなど

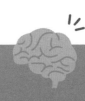

腸内環境の乱れは脳の乱れに直結する

脳と腸は位置する場所が離れているので、深い関わりがあるといわれても「本当？」と疑う方も多いのではないでしょうか？　じつは、脳と腸とは密接に関係していることが医学的にあきらかになっているのです。それは**「脳腸相関」**とも呼ばれます。

たとえば、ストレスを感じるとお腹が痛くなって下痢や便秘になったりしたことはないですか？　これは脳がストレスを感じるとストレス刺激が腸に伝わることでお腹の調子が悪くなるからです。逆に、腸の調子が悪くなると、不安感が増したり、うつ状態に陥りやすくなったりするといわれています。

実際、私が診ている認知症の患者さんも便秘など、腸の状態がよくない方が多いのです。

脳と腸が切っても切れない関係にある理由は、腸でドーパミンやセロトニンというホルモンが作られているからです。**ドーパミンは喜びや快感をもたらす働きをもち、セロトニンは別名「幸せホルモン」と呼ばれ、幸福感をもたらし、心を安定させる**働きをもちます。これらが正常に分泌されないと、心が不安定となり、気分が落ち込みやすくなります。

ドーパミンやセロトニンの産生量は腸内の善玉菌が多ければ増え、悪玉菌が増えると減るといわれています。腸

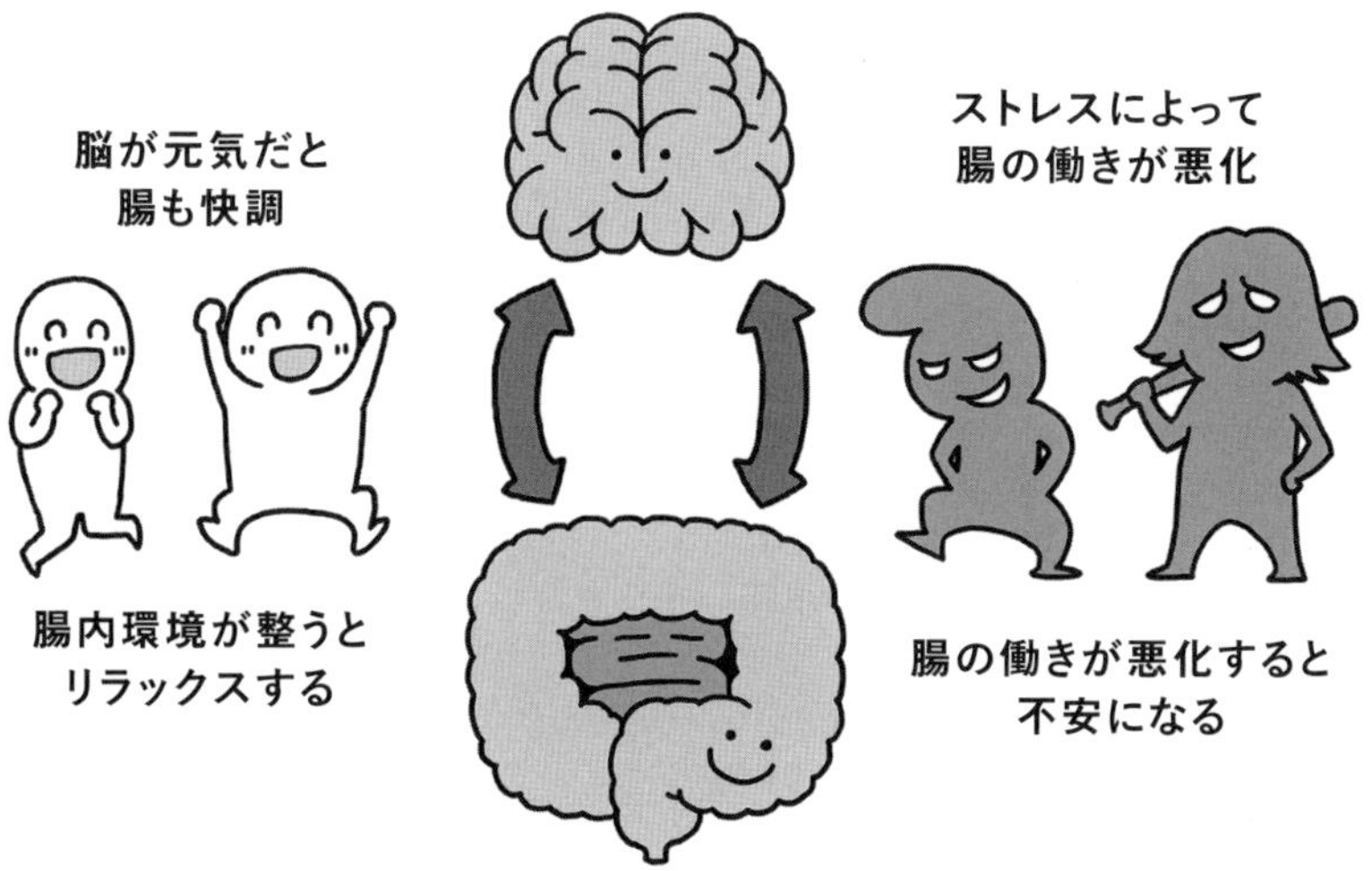

脳が元気だと
腸も快調
ストレスによって
腸の働きが悪化
腸内環境が整うと
リラックスする
腸の働きが悪化すると
不安になる

内環境が悪い方の心が不安定になりやすいというのは、こういったメカニズムがあるためです。

Ｐ21で解説した「もの忘れがうつの典型的な症状である」ことを覚えている方はもうピンときたかと思いますが、腸が不調であると、もの忘れが増えるどころか、集中力や注意力が低下するなど、脳の機能が全般的に老化する可能性が高くなるのです。

腸内環境をよくするためには、ストレスを減らし、生活のリズムを整えることが必要です。また、腸内の悪玉菌を減らして善玉菌を増やすには食の改善が必須です。乳酸菌を含む食品は悪玉菌を減らし、善玉菌を増やす効果があることがわかっています。

乳酸菌を含む食品の代表格は発酵食品と乳製品です。とくに、**加齢とともに腸の機能は衰え、悪玉菌が増えやすい環境となるため、中高年以降の方は毎食、納豆やキムチ、酢やみそを使った発酵食品やチーズ、ヨーグルトなどの乳製品を取り入れることをおすすめします。**

食物繊維は善玉菌のエサとなり、悪玉菌が作り出す有害物質を排出する働きがあるので、野菜やきのこ類、海藻などの食品もあわせて食べましょう。また、肉の食べすぎ、脂っこいものの食べすぎは悪玉菌を増やすので注意が必要です。

ただし、2〜3日発酵食品や食物繊維を食べたからといって急激に善玉菌が増えるわけではありません。**継続的に食べ続けることで腸内環境が整い、脳の老化を防ぐ**ことは知っておいてください。

良好な腸内環境は1日にして成らず、継続は力なり、です。

乳酸菌を含む食品

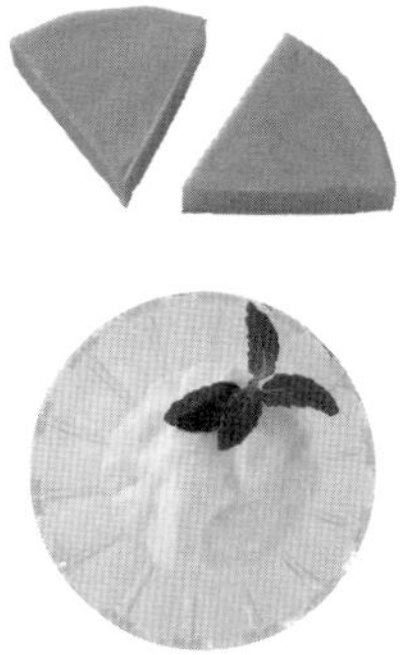

乳製品
チーズ、ヨーグルト

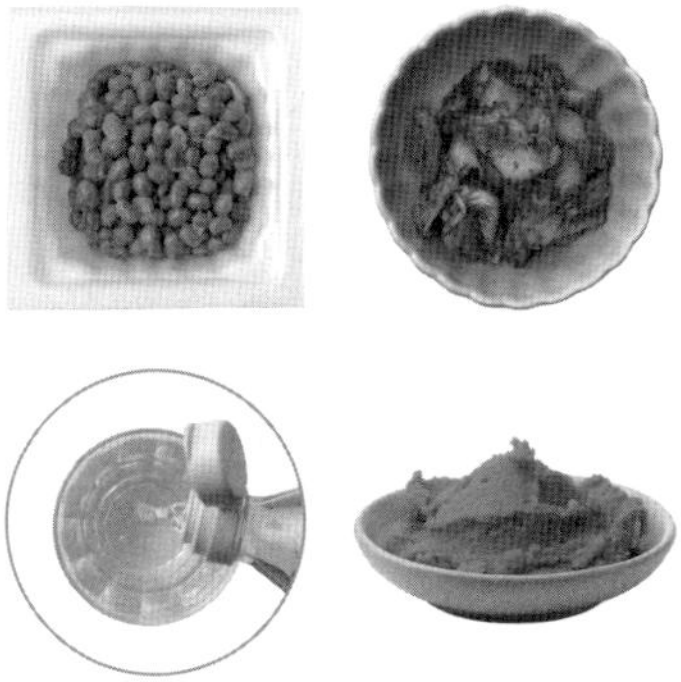

発酵食品
納豆、キムチ、酢、みそ

眠りに問題がある人は脳にも問題あり!?

脳は心と体の司令塔であり、ほかの臓器以上に休む時間がありません。脳が唯一休めるのが寝ているときなのです。そして近年、認知症の原因物質である「アミロイドβ」が脳から排出されるのは睡眠中だということが判明しました。つまり、**睡眠時間が足りなかったり眠りが浅かったりすると脳は疲弊するだけではなく、アミロイドβもどんどんたまってしまう**ということです。

ただし、睡眠時間は長ければ長いほどいいというわけではありません。眠りすぎも脳を疲れさせ、アミロイドβもたまりやすくなります。国立長寿医療研究センターの研究によれば、75歳以上では、午後9時～11時に寝る方に比べて、午後11

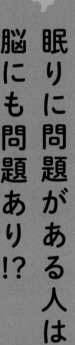

睡眠時間とMCI・認知症発症リスク

出典:Chen JC et al.Alzheimers Dement 2016 を改変して作成

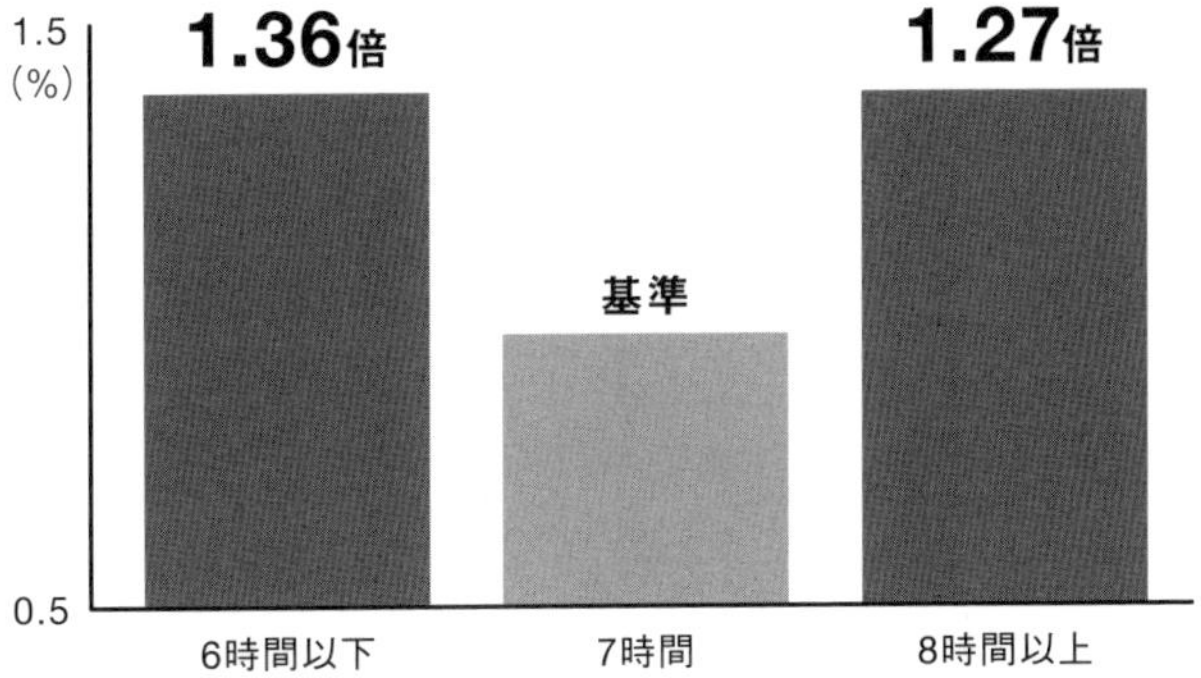

時以降に寝る方は認知症の発症リスクが1・83倍も高いことがあきらかになっています。

また、上記のグラフが示すように、平均睡眠時間が6時間以下の方は1・36倍、平均睡眠時間が8時間以上の方は1・27倍ほどMCIや認知症の発症リスクが高いことがあきらかになっています。このデータからも、認知症を防ぐだけではなく、脳の健康を維持するうえでも若い頃から**7時間の睡眠時間をとる習慣をつけることが大切**です。

睡眠時間の問題以外にも、夜更かし自体も脳の老化を招きます。年齢に関係なく、遅くとも夜の11時には床に入ることが理想です。夜の11時に寝て、7時間後の朝6時に起きる生活を続ければ、体内時計も整い、脳だけではなく体調もよくなるはずです。

また、**起床したらすぐに朝日を浴びましょう。こ**

れで体内時計がリセットされて体のリズムを整えることができ、それが安眠につながります。

とはいえ、働き盛りの世代では、毎日、夜の11時に寝ることができるような方は多くないと思います。そのような方には、お昼休みに20分以内の仮眠をとることをおすすめします。寝不足で強い眠気に襲われるというのは脳に疲れがたまっている証拠です。そんなときに無理に仕事を続けても効率が上がらないどころか、ミスが増えてしまいます。寝不足だと感じたら短時間の昼寝をすれば、脳が元気をとり戻します。

注意してほしいのは横になると逆効果になってしまうということです。テレワークの普及で、自宅で仕事をする方も多いと思いますが、**自宅で昼寝をする場合でも横になったり、ベッドで寝たりしてはいけません。眠くなったら、椅子にもたれかかったり、机に突っ伏したりして眠るように**してください。横になったり、いつも就寝している場所で寝たりすると、脳が覚醒できなくなってしっかり働くことができなくなるからです。

安眠のためのOK&NG習慣

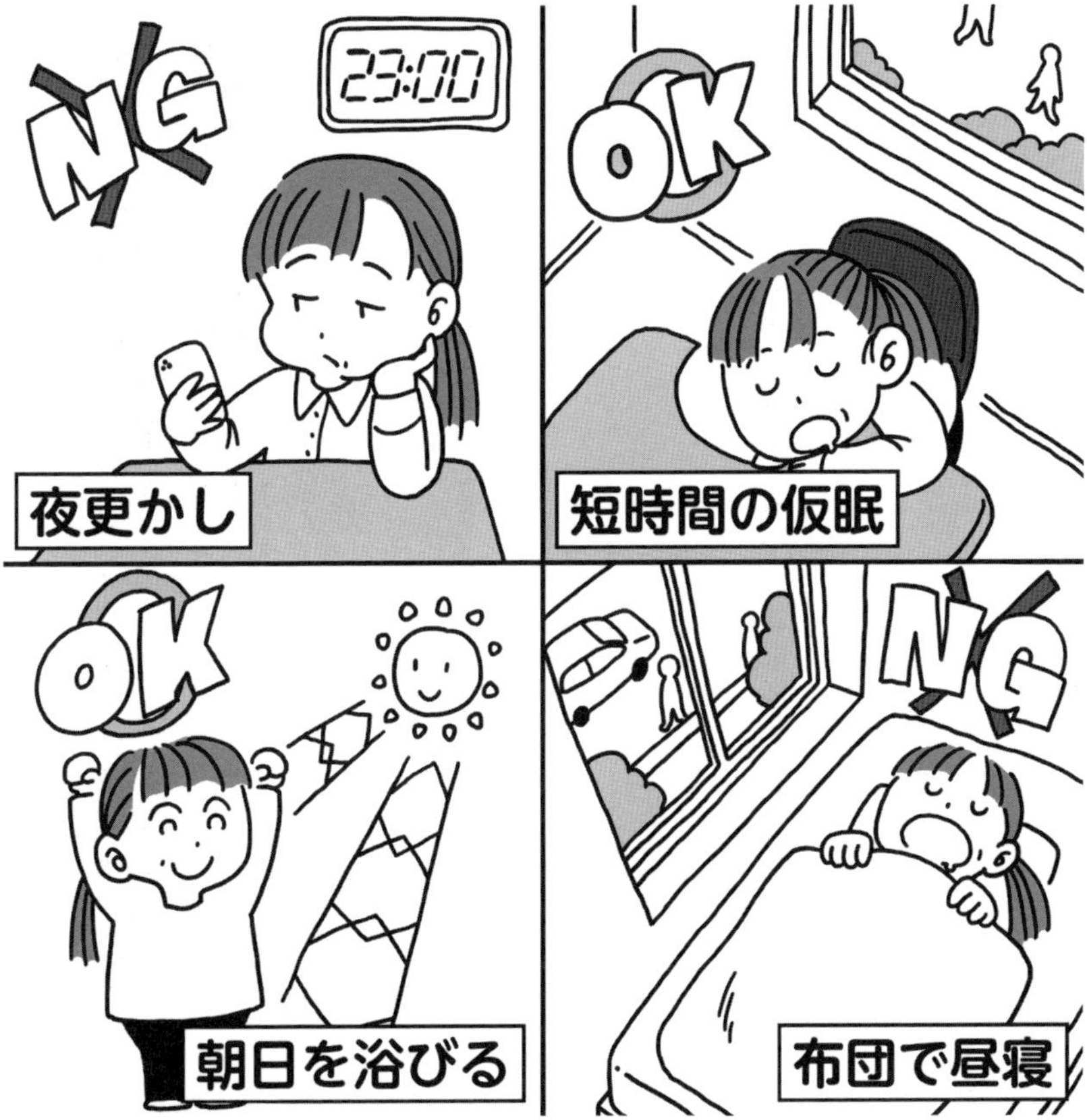
NG
23:00
夜更かし
OK
短時間の仮眠
OK
朝日を浴びる
NG
布団で昼寝

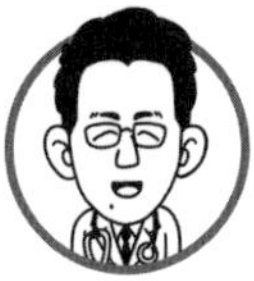

就寝前にスマホを使用すると安眠の妨げになります。昼寝は座ったままうとうとする程度で。朝起きたらまずは朝日を浴びましょう。

歯周病は歯だけではなく、脳の健康も奪う

80歳まで自分の歯を20本以上残そうという「8020(ハチ・マル・ニイ・マル)運動」が推奨されていますが、これは認知症予防のためにもとても重要なことです。

噛むという行為は、顎だけでなく舌も複雑に動かすと同時に、口のなかの感覚刺激、とくに味覚情報も処理しなくてはならないため、脳にとっては複雑な作業なのです。つまり、**噛むだけでもかなりの脳トレになる**ということです。歯を失って噛むことができなくなると、脳が老化する一因となってしまうのです。

歯を失う最大の要因は歯周病の原因菌であるジンジバリス菌です。最近の研究では、この菌が脳の老化や、アルツハイマー型認知症の発症に深く関わっている

ことがあきらかになってきたのです。

九州大学の研究によると、**ジンジバリス菌をマウスに全身投与したところ、脳血管内でアミロイドβが増加し、記憶障害が誘発される**ことが発見されたのです。ちなみに、この菌は糖尿病をはじめとした生活習慣病の発症リスクを高めることがすでにあきらかになっています。

歯周炎または歯の欠損を理由に歯科受診した60歳以上の患者、それぞれ401万名、66万名を対象として、アルツハイマー型認知症との関係を調査したところ、60歳以上で歯を14~27本失っているとアルツハイマー型認知症となるリスクが1・4倍、28本失っていると1・81倍になるという結果が日本歯科総合研究機構から発表されています。

年1回の歯科健診を義務づける「国民皆歯科健診」の制度化の検討が進められているのは、歯の健康を守るだけではなく、生活習慣病や認知症患者の増加に歯止めをかけることが狙いなのです。

嫌いな人とのコミュニケーションは最高の脳トレ

「嫌いな人がいるからデイサービスに通いたくないんです。どうしても行かなくちゃならないですか？」

私のクリニックで認知機能回復に努める患者さんのなかには、このように訴える方が大勢いらっしゃいます。そんな方には、「ちょっと大変だと思いますが、できればデイサービスは続けてください」と回答するようにしています。「無理強いは症状を悪化させるのでは？」と疑問に思うかもしれませんが、**苦手な人と付き合うことや、適度ながまんをすることは非常に効果的な脳トレのひとつ**なのです。

これは年齢に関係なくいえることです。

たとえば、他人と良好な関係を保つには言葉選びを慎重にしなくてはなりません。とくに苦手な人との会話では、相手の様子をうかがいながら、ときにはおべっかを使ったり、うわべだけの言葉を並べたりしなくてはなりません。

いっぽう、家族や気心の知れた友人といるときは、嫌いな人といるときよりも言葉は選ばずにすみますし、思ったことはなんでも言えてしまいます。居心地はよいのですが、それでは脳は衰えてしまいます。脳も筋肉と同様、多少の負荷をかけてあげなくては鍛えることができないのです。

脳を鍛えるには、アウトプットとインプットの両方が必要です。読書は脳

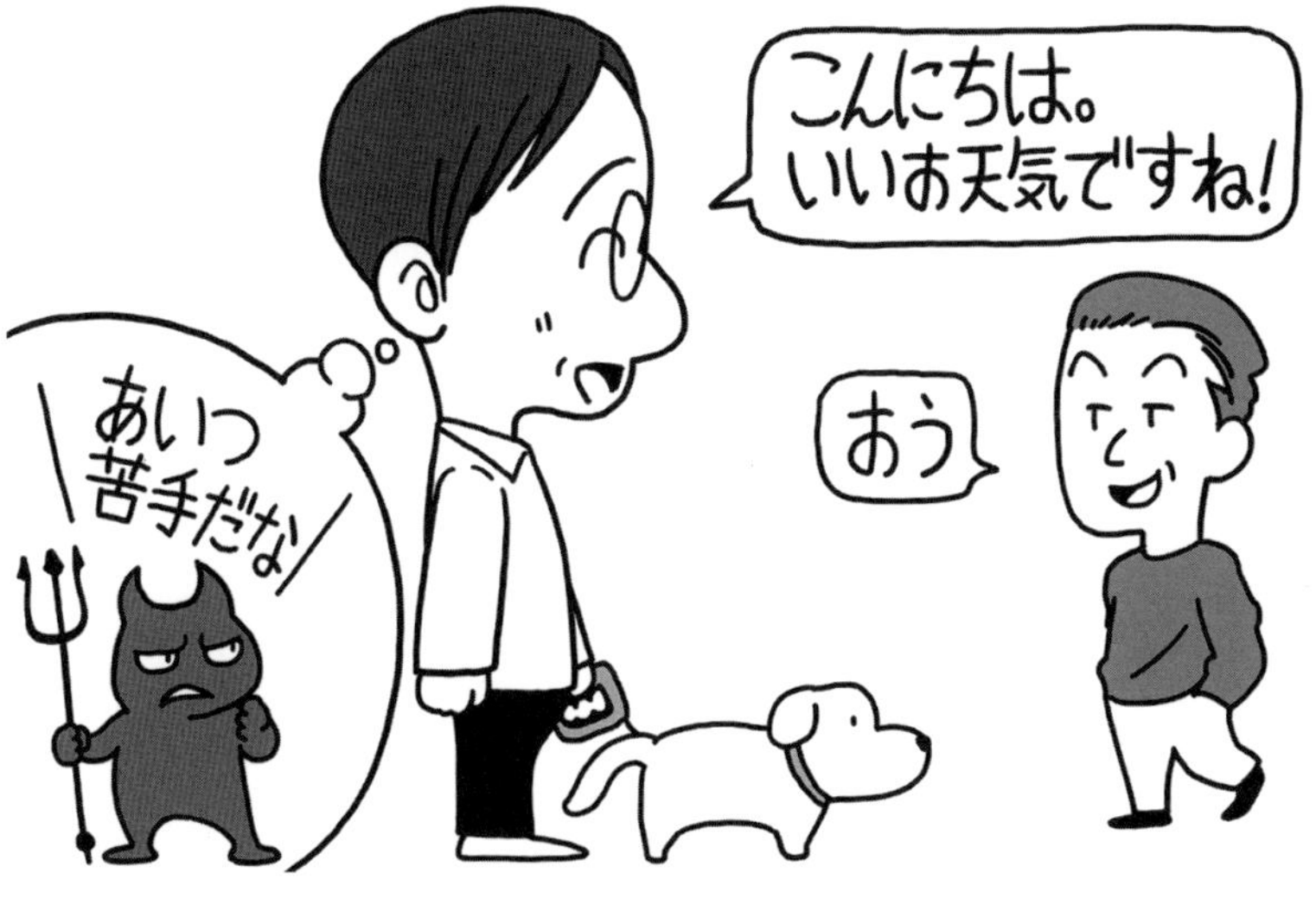
こんにちは。いいお天気ですね!
おう
あいつ苦手だな

を活性化できるように思えますが、じつはインプットのみの行為です。いっぽう、他人とコミュニケーションをとることはアウトプットとインプットの両方を同時に行わなくてはできません。つまり、**自宅にこもって頭を使うより、外に出て他人とコミュニケーションをとることのほうが効果的な脳トレ**となるのです。

最近では、オンラインで飲み会をするなど、直接会わなくてもコミュニケーションができる手段もありますが、オンラインの飲み会などで苦手な人がメンバーに入っているようなことは少ないですし、相手の細かい表情の変化やしぐさを観察することは難しいですよね。そこが少し残念な点ですが、自宅にこもってリモートワークをしているような環境下の方は、それでもいいので、家族以外の方と交流し、表情などを確認しながら会話をする機会を増やすようにしてください。

ＩＴ技術の進歩で人と直接触れ合わなくても仕事ができる時代になってきましたが、これは脳にとっては決して好ましい環境とはいえません。若い頃からこういった環境に身を置くと、将来的には認知症を発症するリスクが高くなることも考えられます。

積極的に他人と交流しましょう

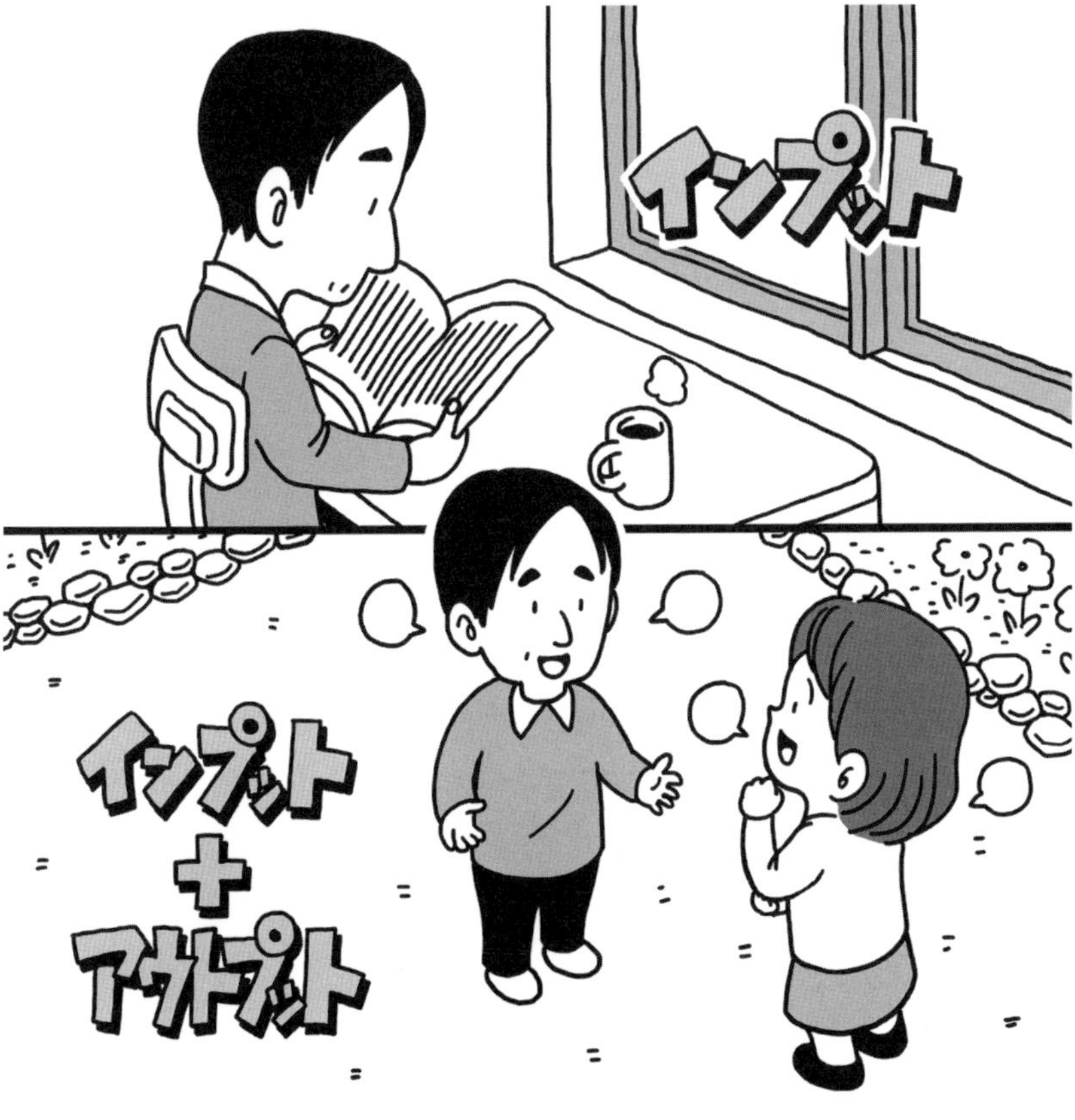

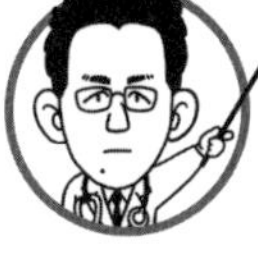

聞く＝インプット、話す＝アウトプットの両方を行う他人との交流のほうがインプットのみの行為より高い脳トレ効果が期待できます。

新しいことにチャレンジする

「ルーティンワーク」という言葉を聞いたことがあると思います。これは、同じことを毎日繰り返すことを意味します。ただし、この習慣化された行動では脳を活性化できません。**脳は慣れないことや新しいことに取り組むときに活性化され、鍛えられる**のです。仕事も同じで、マニュアル化されたことをこなすだけよりも、毎日、違う人と接する営業職のような仕事のほうが脳は活性化されます。「あっ」と気づくことが脳にはいい刺激になるのです。

仕事は勤続年数が長くなれば業務に慣れて効率的にこなせるようになります。とくに終身雇用制度により定年まで同じ仕事をこなすことが多い日本では、ベテラン社員は重宝されます。しかし、脳への刺激はベテランになればなるほど減っていくのです。それでも仕事をしているうちは職場の人とのコミュニケーションがあるなど、それなりに刺激を受けるため、脳の老化が進行していても、それが顕著に表れることはありません。

しかし、**定年を迎えてゼロリセットとなったときに、脳の老化が急激に進行する**ことはよくあることです。男性は定年を迎えて数年以内に認知症を発症する方がとても多いのです。これは、定年退職クライシスといってもいいのではないでしょうか？　そういった方に共通しているのが仕事人間で、定年後に何もすることがなくなって自宅にこもり、家族以外の人とコミュニケー

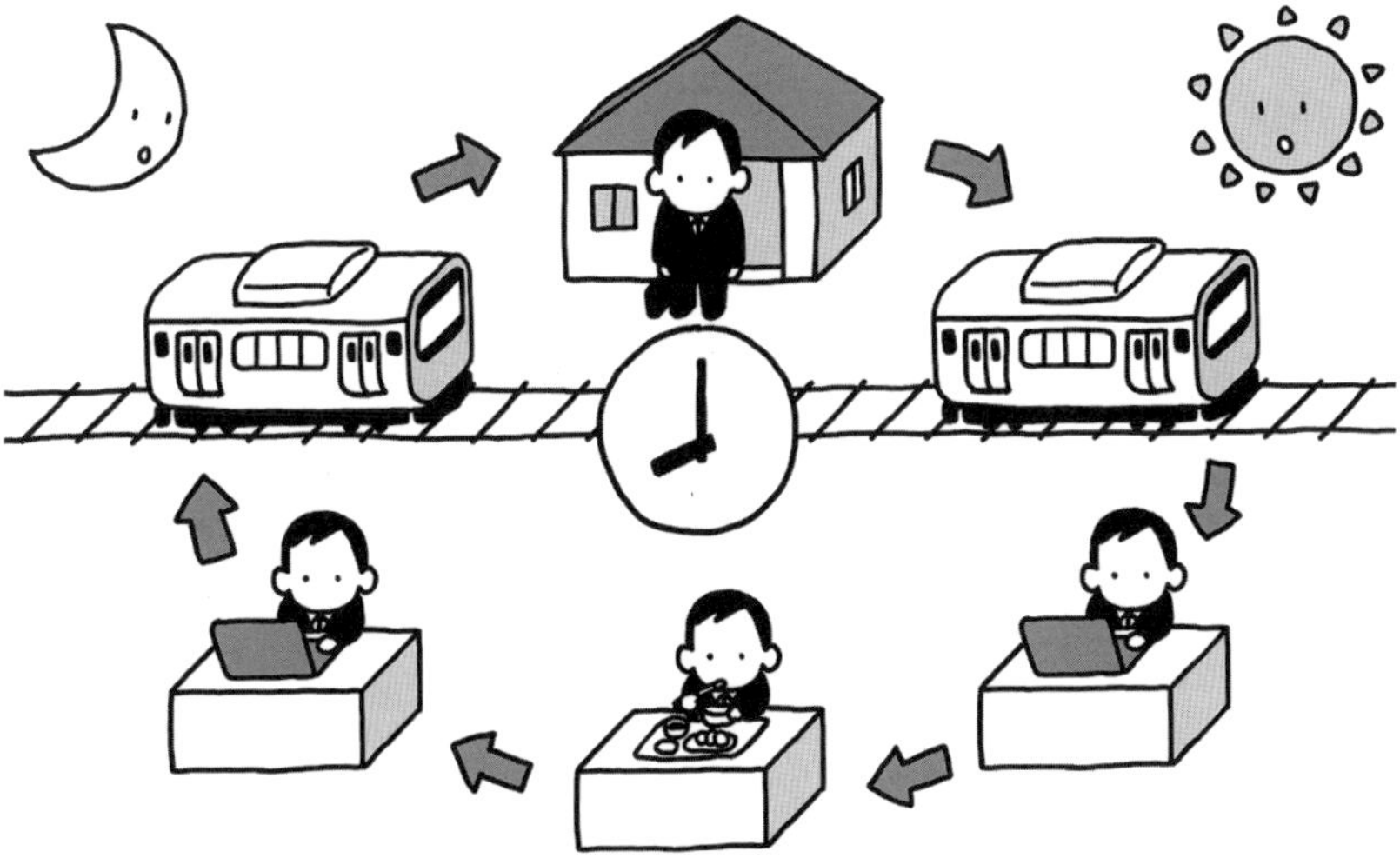

ションをとる機会が激減するという状況です。

アメリカの研究グループによる調査では、**退職年齢を遅らせると認知機能の低下も遅らせることができる**ということもわかっています。こういった一連のデータからいえるのは、とにかく「新しいことにチャレンジ」をする環境を作り、できる限り**社会とのつながりをもち続ける**努力をすること。それが脳をいつまでも老けさせないうえで非常に重要であるということです。

業務がどうしてもルーティンになりがちな職業なら、仕事以外でルーティンを崩す工夫を。たとえば、通勤の経路を変えてみる、いつも行かない店でランチをするなど、気づきが多くなるようなシチュエーションを作る工夫をしましょう。

また、体が健康であれば、再雇用制度を利用して仕事を続けたり、新たな仕事にチャレンジしたりするなども脳の健康を維持するうえでは非常に有効だと思います。仕事はちょっと……というなら、新しい趣味をみつける努力を。できれば人と交流できるような趣味をもつようにしてください。

新しい発見をしましょう!

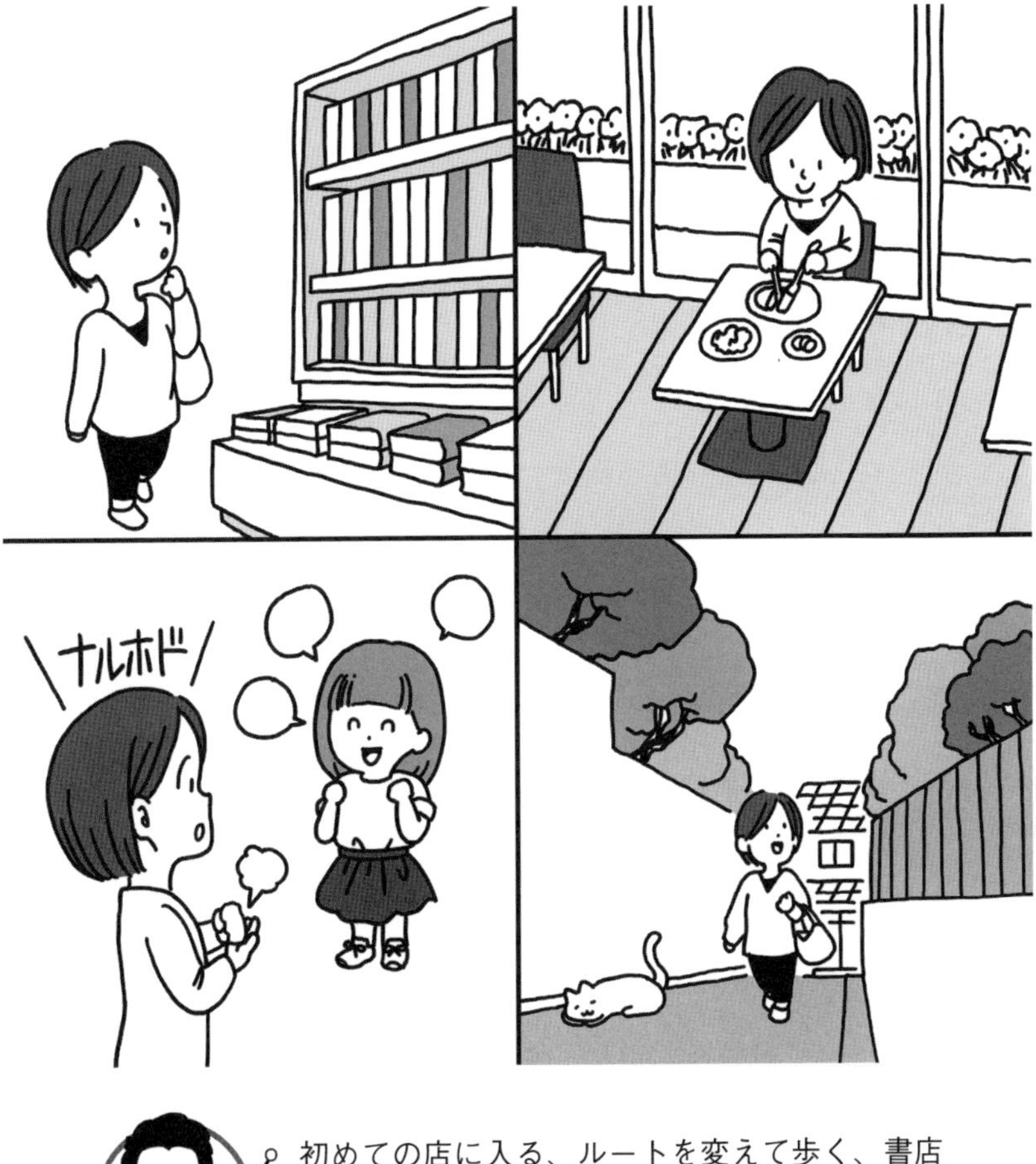

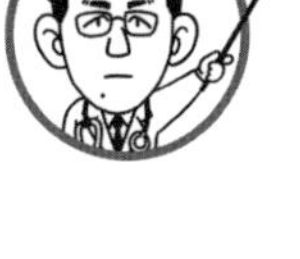

初めての店に入る、ルートを変えて歩く、書店ではいつも行かないコーナーの本棚を眺める、若い人と話してみるなどして脳に刺激を。

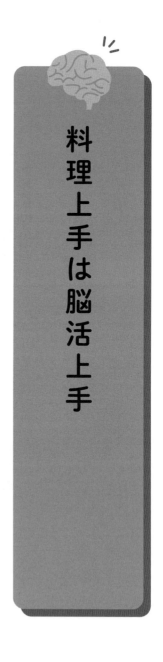

料理上手は脳活上手

「料理上手でお弁当作りも得意だったのに、最近どうも料理がマズくて」。これは私のクリニックに奥さんを連れてきた方がおっしゃった言葉です。詳しく聞いてみると料理のレパートリーも少なくなったということでした。診察結果は、初期のアルツハイマー型認知症でした。認知症の典型的な症状のひとつが味覚障害で、とくに塩辛いものを食べたくなることが多いようです。料理のレパートリーが減るのはアルツハイマー型認知症では多くみられる症状です。

料理はさまざまな行為のなかでもとくに高度な脳機能を駆使しなくてはなりません。料理に必要な機能は、じつに多岐にわたります。

まずは完成品をイメージして、どんな食材や調味料を使用すれば完成形に近づけられるのかを組み立てていきます。それに従い、食材と調味料を準備する。適切に食材を切って、煮たり、焼いたりする。味見をして味を調えて盛り付ける。この味を調える工程が難易度が高く、過去に美味しいと感じた味の記憶を引っ張り出し、いまの味と比較しなくてはなりません。そのうえで、さらに味の記憶を脳に保管します。

　このように、料理は多くの工程を踏まなくては完成しません。五感を駆使し、さらには細かい手作業もこなさなくてはならないのです。認知症を患えば、料理ができなくなってしまうことは想像に難くないはずです。

認知症は料理でわかる!?

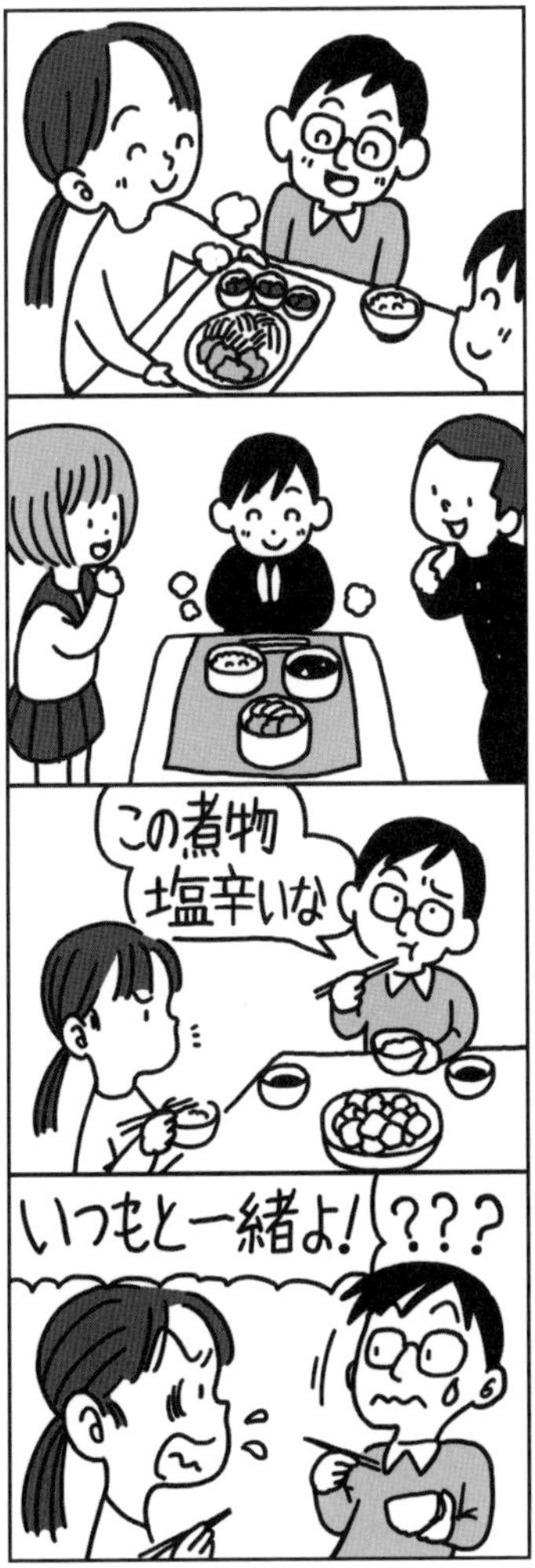

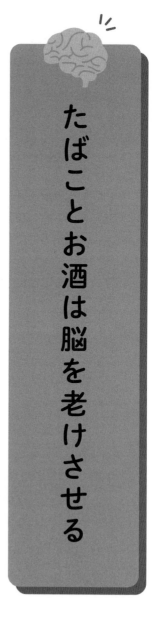

たばことお酒は脳を老けさせる

喫煙者にとっては耳の痛い話ですが、喫煙は脳にとって百害あって一利なしです。たばこに含まれるニコチンは血管を収縮させて血圧を上昇させるうえ、動脈硬化も促進させるため、脳血管性認知症のリスクが増大します。血管が収縮し動脈硬化が促進されれば、脳の血液の流れが悪くなることでアミロイドβをはじめとした、**脳を老化させる毒素を排出する力が低下**することは確実です。

左ページで示したデータでは、アルツハイマー型認知症も喫煙者の発症リスクが非喫煙者の1・4倍高いことを示唆しています。

ちなみに、喫煙歴があるだけで認知症のリスクは高くなるというデータを見るとがっかりする方もいるかと思いますが、**喫煙歴があっても禁煙をすればリスク**

喫煙が及ぼす認知症の発症リスク

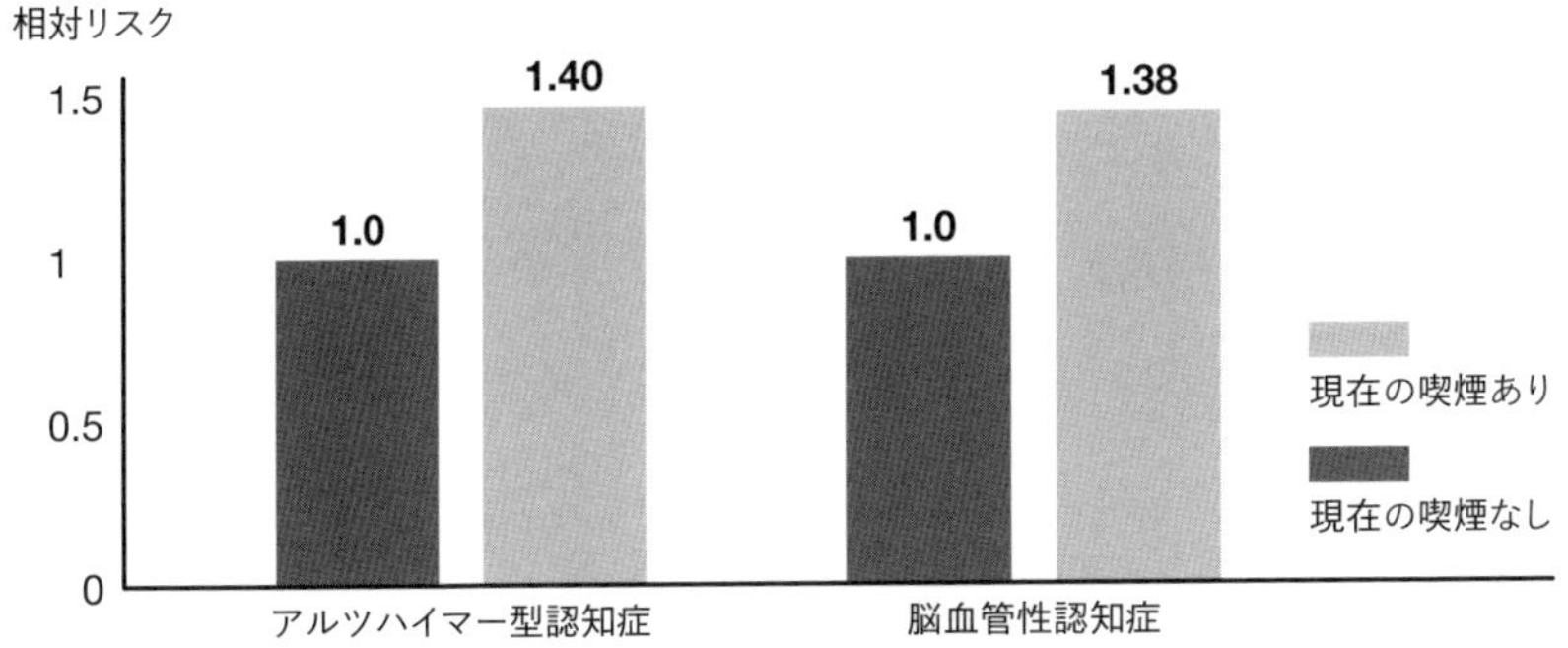

引用 : "Smoking Is Associated with an Increased Risk of Dementia" Zhong G, et al. PLoS One. 2015;10(3):e0118333.を改変して作成

を下げることは可能です。喫煙はいますぐストップすべき、悪癖なのです。

もういっぽうのお酒ですが、アルコールを分解したときに発生する「アセトアルデヒド」という毒性の高い物質は脳を萎縮させます。またアルコール自体も脳を老化させます。とくに大脳新皮質と呼ばれる感情をコントロールし、理性を司る部位の機能が低下しやすいことがわかっています。

近年、「酒は百薬の長」は嘘であることを証明する医学的データが次々と発表されています。お酒好きには残念なことですが、脳を良好な状態に保ちたいなら、お酒は控えることが賢明といえます。

COLUMN

新型コロナウイルスで認知症や脳の老化が進行!?

新型コロナウイルスの後遺症のひとつとして注目されているのがブレインフォグ（脳の霧）と呼ばれる病態です。これはその名のとおり、頭に霧がかかったようにぼんやりとした状態になり、もの忘れが頻発し、物事に集中することができなくなり、ひどい場合は考えごとをすることすらツラくなることがあります。認知症の症状との共通点も多くみられます。

原因はさまざまで、脳疲労、ストレス、過労、更年期障害、うつなどでも発症しますが、新型コロナウイルスの後遺症のひとつとして発症することがわかってきたのです。

後遺症によって発症するブレインフォグのメカニズムはまだ不明な点が多く、明確な治療法がないのが現状です。

原因のひとつとして考えられるのは、脳の神経細胞の障害による萎縮です。新型コロナウイルス感染後にブレインフォグに苦しむ方の脳をCTやMRI画像で確認すると、年齢に関係なく萎縮がみられたというのです。こういったことから、新型コロナウイルスが認知症の早期発症リスクを高める可能性が考えられます。

現代の医学では、萎縮した脳を元に戻すことはできません。新型コロナウイルスはただの風邪と思っている方もいるようですが、脳を萎縮させるような恐ろしい感染症なのです。脳の健康を守るうえでも、感染しないに越したことはありません。

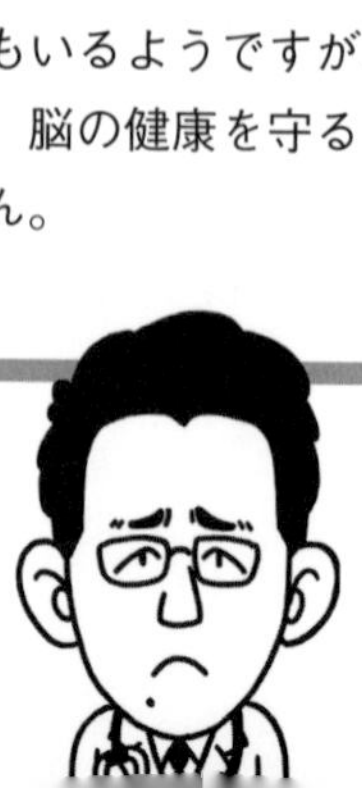

3章

脳を元気にする食べ方

私たちの体は食べた物でできています。
食の良し悪しが脳の良し悪しを決めるといっても
過言ではないのです。
食べ方を少し変えただけでも
驚くほど脳がスッキリすることすらあります。
では、何を、どう食べていけば
脳の健康が保てるのでしょうか。

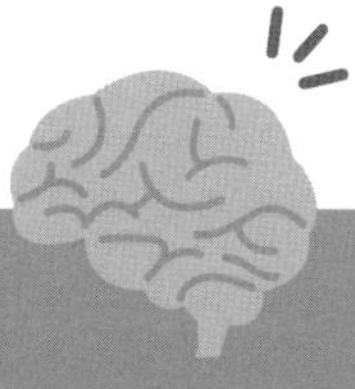

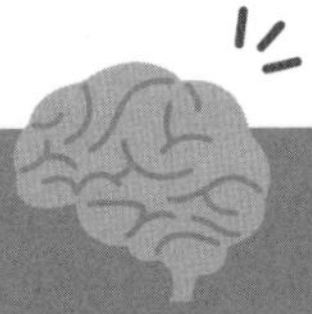

色とりどりの食品を食べて栄養バランスを整える

食の多様性がある方ほど、認知症のリスクが低いという研究データが報告されています。簡単にいえば「**日頃からいろいろな種類の食品を食べている方ほど、認知症になりにくい**」ということです。

食事指導をした患者さんのなかには「面倒臭いからサプリメントじゃダメですか？」という方もいます。私はサプリメントを否定はしませんが、積極的にはおすすめしていません。たしかにサプリメントは効率的に思えるかもしれませんが、栄養素はお互いが助け合うことで本来の力を発揮できるため、サプリメントで特定の栄養素をとるよりも、いろいろな栄養素が含まれている食品を食べたほうが逆に効率的なのです。たとえば、骨の材料となるカルシウムは、ビタミンDなど、カルシウムの利用を助ける栄養素を一緒にとらなくては骨の材料としてうまく使われず、排泄されてしまいます。

肉、魚、野菜、大豆製品、乳製品、海藻類、果物など、いろいろな食品を1日3食のなかで食べてください。**体にいいからといって特定の食品ばかり一生懸命に食べたとしても、その食品の健康効果を活かすことはできません。**

近年、炭水化物をとらない、肉を大量に食べるなど、偏った食事法を推奨する本がたくさん出ていますが、これは脳の健康を損なうおそれがあります。**糖は脳の唯一のエネルギー源**なので極端に摂取量を減らせば脳は働かなくなってしまいます。また、肉はたんぱく質を効率的にとれる反面、カロリーが高く、食べすぎは肥満につながり、脳血管性認知症のリスクが高まります。

簡単に食の多様性を実現するコツは、**「食卓を色とりどりにする」**ことです。白、赤、オレンジ、茶、黄、緑など、いろいろな色の食品を食べるだけで自然と栄養バランスを整えることができます。

「低脂質、低糖質、減塩、腹八分目」を心がける

高脂肪食は脳の大敵です。マウスに高脂肪食を1週間与えたところ、認知機能の低下が認められたという研究結果が報告されています。さらに、**マウスに6週間にわたり高脂肪食を与えたところ、脳の老人斑が約2倍に増加した**という報告もあります。老人斑とはアミロイドβの沈着によってできる脳のシミです。つまり、老人斑の面積が大きくなるほど脳が老化しているということです。

また、カロリー過多も脳の健康を害します。アルツハイマー病のマウスにカロリー制限食を食べさせたところ、6週間後には老人斑が約1／3も減少したという報告もあります。

もうひとつ**気をつけたいのは、高血圧の原因となる塩分のとりすぎ**です。近年

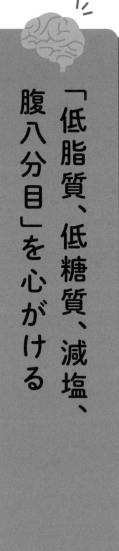

の研究では、塩分をとりすぎると白血球の一種で、免疫疾患の原因となるTh17という細胞が小腸で増殖し、そこから分泌されるインターロイキン17という物質が認知機能の低下をもたらすことがあきらかになっています。

もちろん、高血糖や血糖値の乱高下を起こさないために、甘いもの、炭水化物の食べすぎやとり方に注意することも必要です。

自然と減塩ができる7つのポイント

●出汁を濃いめにとる

出汁には塩味を強く感じさせる効果があり、塩分を抑えることができます。

●調味料はかけるよりつける

調味料はかけるよりつけるほうが使用量を減らすことができます。

●調味料にひと手間加える

酢+出汁+しょうゆなどで合わせ調味料を作るなど、ひと手間加えましょう。

●香辛料、香味野菜を使用する

香辛料や香味野菜の風味には塩味増強効果があります。

●調味料を食卓に置かない

手の届くところに調味料を置かないだけで使用頻度を減らせます。

●酢で下味をつけておく

酸味には旨味増強効果があるため、酢で下味をつけておけばもの足りなさを感じにくくなります。

●温かいものは温かく、冷たいものは冷たくして食べる

温かい料理、冷たい料理のほうが薄味でも美味しく感じることができます。

毎日、コップ1杯の牛乳を習慣づけよう

牛乳や乳製品は認知機能のリスクを下げるというエビデンスがある唯一の食品であることから、近年、とても注目されています。国立長寿医療研究センターの研究報告によると、**「毎日コップ1杯弱の牛乳を飲むことで認知機能の低下リスクが15%下がる」**というのです。

注目の成分は「短鎖脂肪酸」と「中鎖脂肪酸」です。なかでも短鎖脂肪酸のひとつである「酪酸」は、認知機能の低下を抑制する効果が高いと考えられています。毎日摂取する必要があるとはいえ、牛乳という手軽な食品を1日1杯飲むだけで脳の老化を防ぐ可能性があるというのは、うれしいことですね。

ちなみに、九州大学が行った福岡県久山町に住む60歳以上の方を対象にした追

牛乳・乳製品の摂取量別認知症発症率

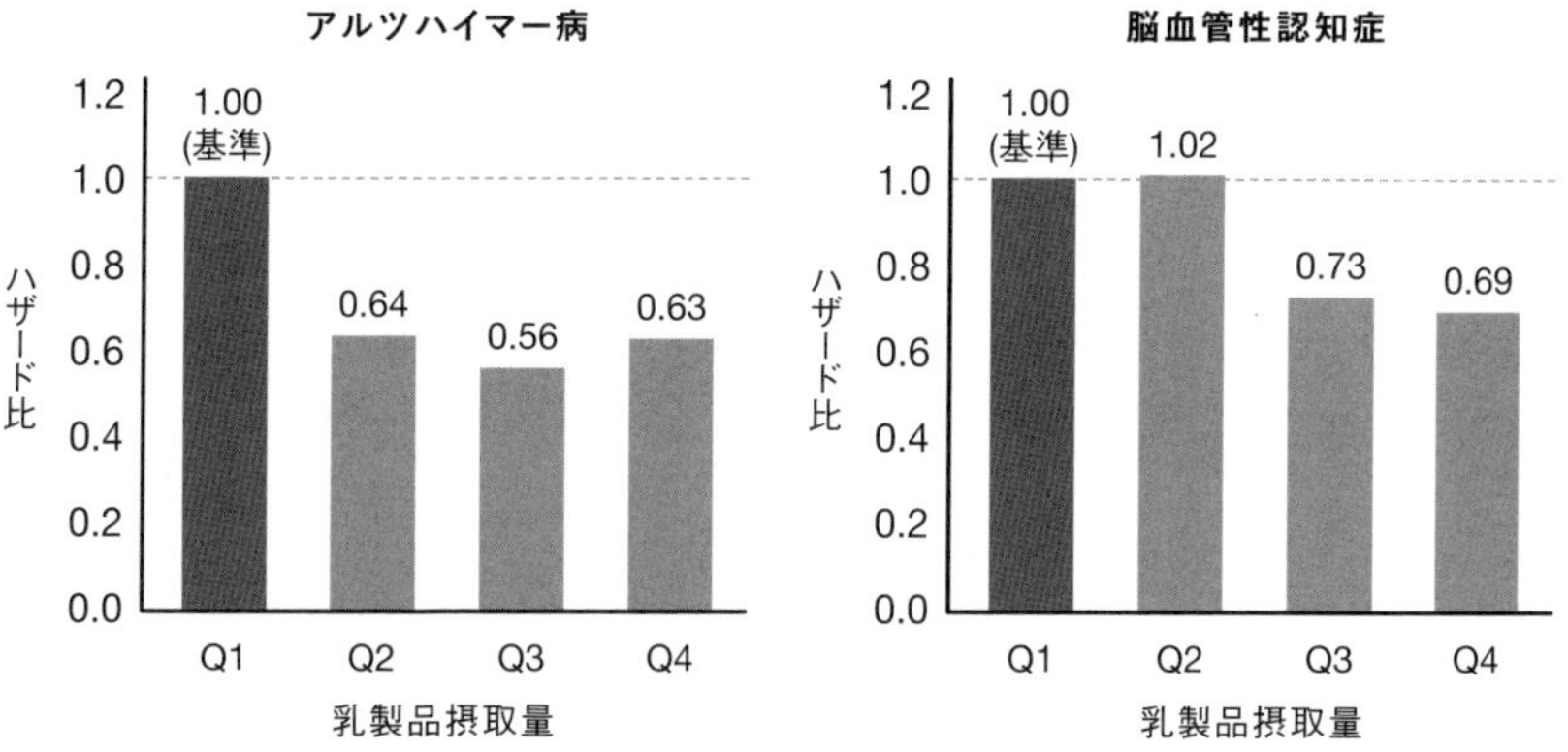

1日あたりの牛乳・乳製品の摂取量をもとに対象者を以下の4つのカテゴリーに分類
Q1…男性20g未満/女性45g未満　Q2…男性20〜75g/女性45〜96g、
Q3…男性76〜173g/女性97〜197g　Q4…男性174g以上/女性198g以上

出典：Ozawa M, et al. Am J Geriatr Soc.62:1224-1230 2014を改変して作成

跡調査（上グラフ参照）でも、**牛乳や乳製品の摂取量がもっとも少ないグループよりも多いグループのほうがアルツハイマー型認知症や脳血管性認知症の発症率が低くなる**ということが示されています。

牛乳を飲むとお腹がゴロゴロする、下痢をするといった乳糖不耐症の方には、ヨーグルトやチーズのような牛乳を発酵させて作る乳製品がおすすめです。乳製品は、発酵の過程でお腹の不調を引き起こす原因物質である乳糖の一部が分解されるため、乳糖不耐症の方でも安心して食べることができます。

食べる時間を工夫して脳を活性化

時間栄養学という言葉を耳にしたことがある方もいるかと思います。これは、体のリズムに合わせて「いつ、どのような食品をどのように食べるか」を工夫することで健康を保てるという考え方です。

たとえば、内臓は活発な時間帯がそれぞれ異なります。胃なら、昼から14時あたりにもっとも活発になるといわれています。そのため、昼間は多少脂っこい消化の悪いものを食べたとしても問題ありませんが、休息モードに入る夜にそういった食品をとると消化が滞り、胃に負担がかかるうえ摂取した栄養素もしっかり吸収することができなくなってしまいます。

左ページでは、脳の健康を保つ朝昼晩の時間帯別の食べ方のコツを解説します。

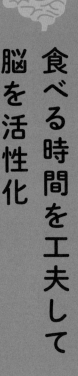

脳の老化を防ぐ時間帯別食事法

朝

・ごはんやパン（炭水化物）を必ず食べる

朝の炭水化物摂取は脳にエネルギーを補給して日中に脳をしっかり働かせるために必須となります。また、体内時計もリセットされて脳のリズムも整います。

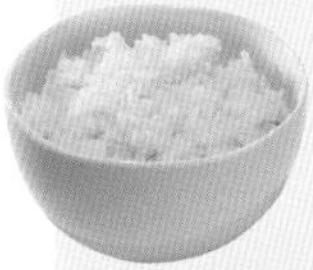

・朝の乳製品は必須

筋肉量の維持のため、朝のたんぱく質補給は必須です。とくに乳製品を朝に摂取すると就寝の頃に睡眠ホルモン「メラトニン」が作られ、安眠を得ることができます。

昼

・重い食事は昼食に

揚げ物などのこってりしたもの、ラーメンやパスタなどの糖質が多いものを食べたいときは昼食に。昼食をとる時間は朝食から5〜6時間後を目安にしましょう。

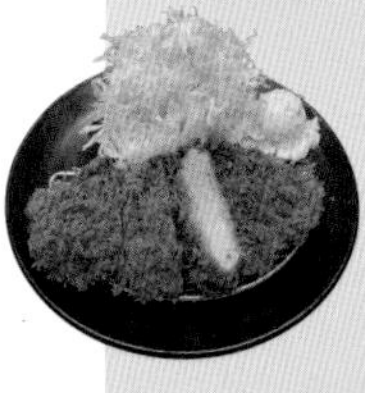

・おやつは15時頃に

おやつには果物やドライフルーツがおすすめです。カフェインを含む飲料はおやつまでにしましょう。それ以降の摂取は安眠の妨げになるので控えましょう。

夜

・納豆は夜に食べる

納豆に含まれるナットウキナーゼの血液サラサラ作用は食後10〜12時間ほど持続するといわれています。血栓は睡眠中にできやすいため、19〜20時頃に食べましょう。

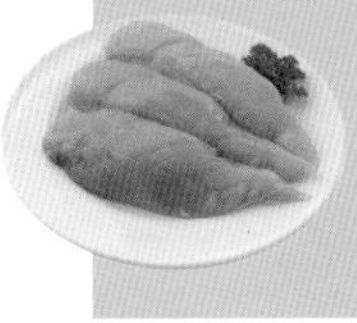

・低脂質、低糖質の食事を

夜は消化・吸収に関わる内臓が休息モードに入っているため、白身魚、鶏のささみや胸肉など、低脂質・高たんぱく食品と野菜を中心に食べましょう。

素を毎日の食卓に！

ここでは「活性酸素」を除去できる栄養素を中心に紹介します。活性酸素とは細胞を酸化して変異させる恐ろしい物質で、脳細胞を傷つけて老化を進行させます。活性酸素は抗酸化作用をもった栄養素を含む食品を食べることで除去できます。

あわせて、たんぱく質と炭水化物（糖質）、食物繊維を適量とることも心がけましょう。

毎日でも食べたい！ 脳を元気にする 食品6選

鮭

含まれる栄養素

たんぱく質、ビタミンB2・B6、ビタミンE、EPA・DHA（オメガ3脂肪酸）、アスタキサンチン

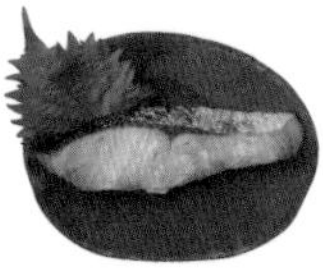

注目点

鮭は血液サラサラ効果のあるEPA・DHAという油と、強い抗酸化作用をもつアスタキサンチンがとれることが大きな特長です。

納豆

含まれる栄養素

たんぱく質、葉酸、ビタミンE、ビタミンB2・B6、食物繊維

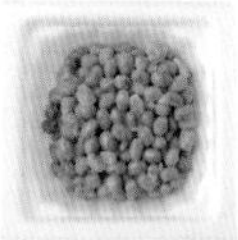

注目点

納豆菌が大豆を発酵させるときに生成されるナットウキナーゼは血栓予防をサポートする成分です。ホモシステインの生成を抑える葉酸の含有量は大豆製品のなかではトップクラスです。

豚肉

含まれる栄養素

たんぱく質、葉酸、ビタミンB1、ビタミンC、食物繊維

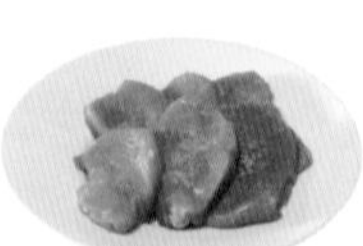

注目点

脳の活性化に欠かせないビタミンB1はほかの肉と比較して5〜10倍も多く含まれています。糖質の代謝を促すビタミンも豊富なため、糖質のとりすぎが気になる方にも。

脳の若さを保つ栄養

脳を元気にする栄養素

ここで紹介する栄養素や食品を毎日の食卓に取り入れ、いつまでも健康な脳を保ちましょう！

ビタミンA（β-カロテン）、ビタミンC、α-リノレン酸、ビタミンE（トコトリエノール）、ビタミンB群、葉酸、アスタキサンチン、たんぱく質、食物繊維、スルフォラファン

カボチャ

含まれる栄養素

β-カロテン、ビタミンC、ビタミンE、葉酸、炭水化物、食物繊維

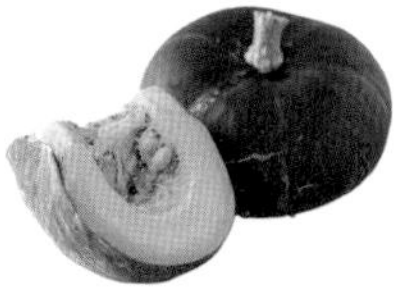

注目点

抗酸化作用をもつβ-カロテン、ビタミンEが豊富。糖質が多めですが、食物繊維が豊富なため、血糖値を急上昇させません。

ブロッコリー

含まれる栄養素

β-カロテン、ビタミンC、ビタミンE、葉酸、ビタミンB2・B6、食物繊維、スルフォラファン

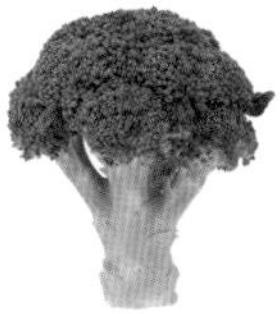

注目点

活性酸素除去効果のある栄養素が凝縮された野菜。スルフォラファンはアミロイドβの排出を促すという実験データも報告されています。

クルミ

含まれる栄養素

α-リノレン酸、ビタミンB1・B6、葉酸、ビタミンE、ポリフェノール

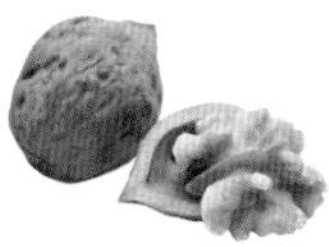

注目点

脳と認知機能の健康に効果的と考えられる栄養素の宝庫です。血液サラサラ効果が高い油であるα-リノレン酸はほかのナッツ類と比較して非常に多く含まれています。

<<< P100からは脳を元気にする栄養素が手軽にとれる脳活レシピを紹介します

BASIC RECIPE 1

抗酸化成分たっぷりで脳細胞を酸化から守る！

昆布ふりかけ

栄養価 （大さじ1杯分／約5g）

エネルギー：14kcal、たんぱく質：1.9g、
脂質：0.5g、炭水化物：0.9g、食塩相当量：0.4g

保存期間 冷蔵1週間、冷凍2週間

［ 材料 ］ 大さじ7～8杯分

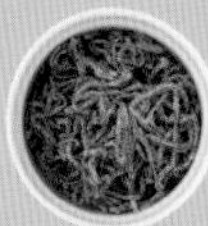

塩昆布 15g

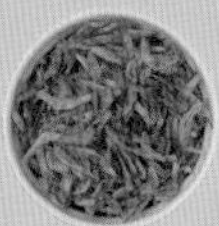

桜エビ 15g

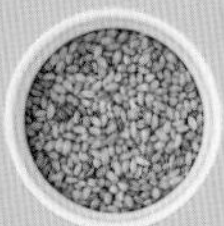

いりごま 5g

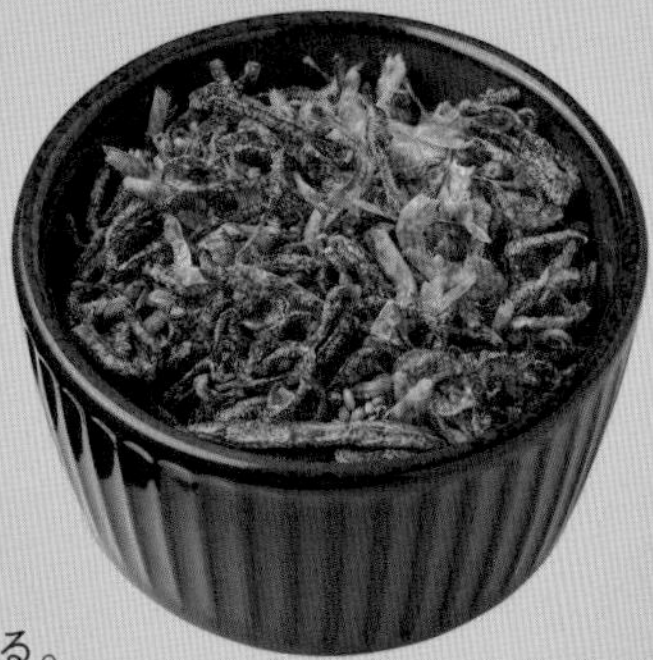

［ 作り方 ］

桜エビは粗く刻み、すべての材料を混ぜ合わせる。

POINT 桜エビのアスタキサンチンと、ごまのビタミンEというふたつの強力な抗酸化成分をとることができます。塩味づけに使用する塩昆布には、脳の活性化に必須なミネラルがたっぷりです。

ARRANGE RECIPE

ブレインフード、キャベツを無限に食べられる

キャベツサラダ

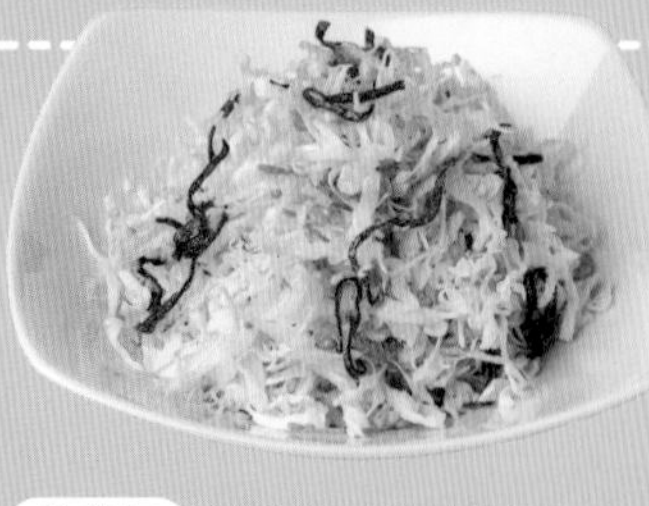

［ 材料 ］ 1人分

千切りキャベツ…50g
昆布ふりかけ…大さじ1（約5g）

［ 作り方 ］

すべての材料を混ぜ合わせる。
お好みでごま油を小さじ1程度かけても。

栄養価 （1食分／約55g）

エネルギー：25kcal、たんぱく質：2.6g、
脂質：0.6g、炭水化物：3.5g、
食塩相当量：0.4g

BASIC RECIPE 2

脳のゴミ出しを促し、バリバリ働かせる

ひじきふりかけ

栄養価（大さじ1杯分／約15g）

エネルギー:28cal、たんぱく質:1.3g、脂質:0.9g、炭水化物:3.2g、食塩相当量:0.5g

保存期間 **冷蔵3～4日、冷凍2週間**

POINT ひじきには腸内環境を整える食物繊維のほか、脳を活性化させるミネラルもバランスよく含まれています。しらすに豊富に含まれるビタミンB12はホモシステインの排出を促します。

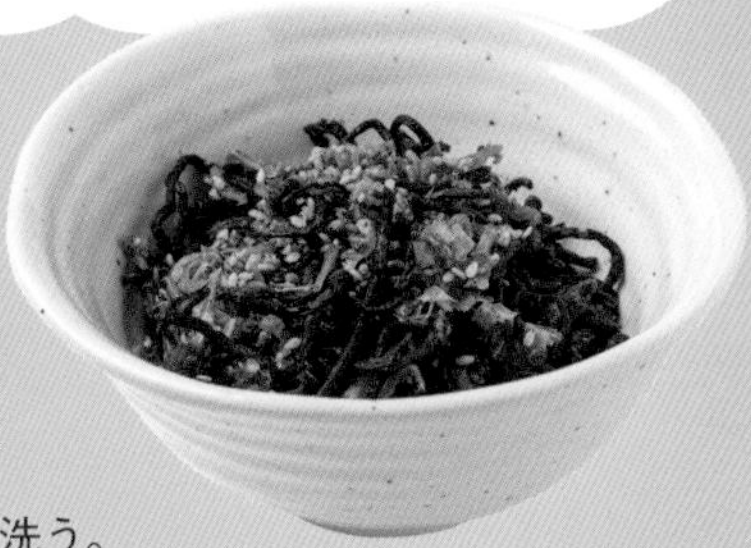

［ 材料 ］ 大さじ7～8杯分

- ひじき（乾燥） 10g
- しらす干し 20g
- カツオ節 3g
- いりごま（白） 5g
- ごま油 小さじ1

Ⓐ しょうゆ、酒、みりん、砂糖…各大さじ1

［ 作り方 ］

1. ひじきは水に戻して洗う。
2. フライパンにごま油を熱し、ひじきを炒める。水気がなくなったら、しらす干し、混ぜ合わせたAを加えて、中火で煮詰める。汁気がなくなってきたら、カツオ節、いりごまを加えて炒め、火を止める。

ARRANGE RECIPE

ひじきの食物繊維が高血糖を防ぐ

ひじきおにぎり

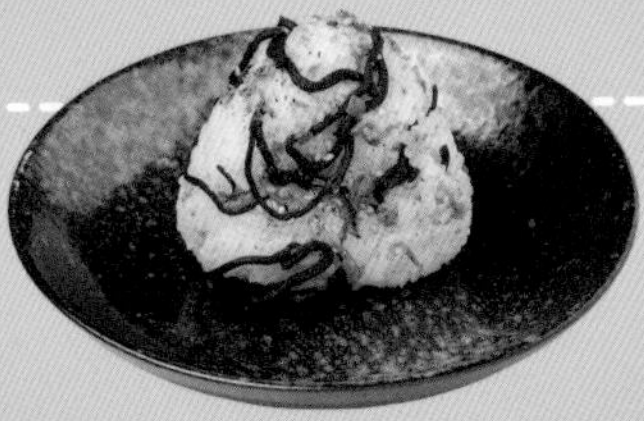

［ 材料 ］ 1人分

ひじきふりかけ…大さじ2、ごはん…1杯（130g）

［ 作り方 ］

ごはんにひじきふりかけを混ぜておにぎりにする。

栄養価（1個分／約160g）

エネルギー:243kcal、たんぱく質:5.6g、脂質:2.2g、炭水化物:50.9g、食塩相当量:1.0g

BASIC RECIPE 3

「健脳食」、ごまの栄養を効率よくとる

ごまだれ

栄養価（大さじ1杯分）

エネルギー:70cal、たんぱく質:2.2g、脂質:6.3g、炭水化物:2.2g、食塩相当量:0.5g

保存期間 **冷蔵4日**

［ 材料 ］ 作りやすい分量

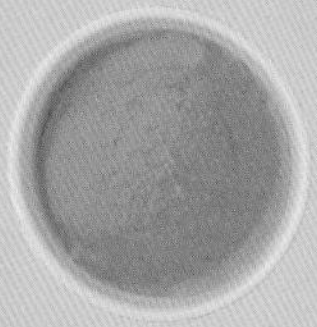

練りごま
大さじ2

ポン酢しょうゆ
大さじ1.5

［ 作り方 ］

材料を混ぜ合わせる。

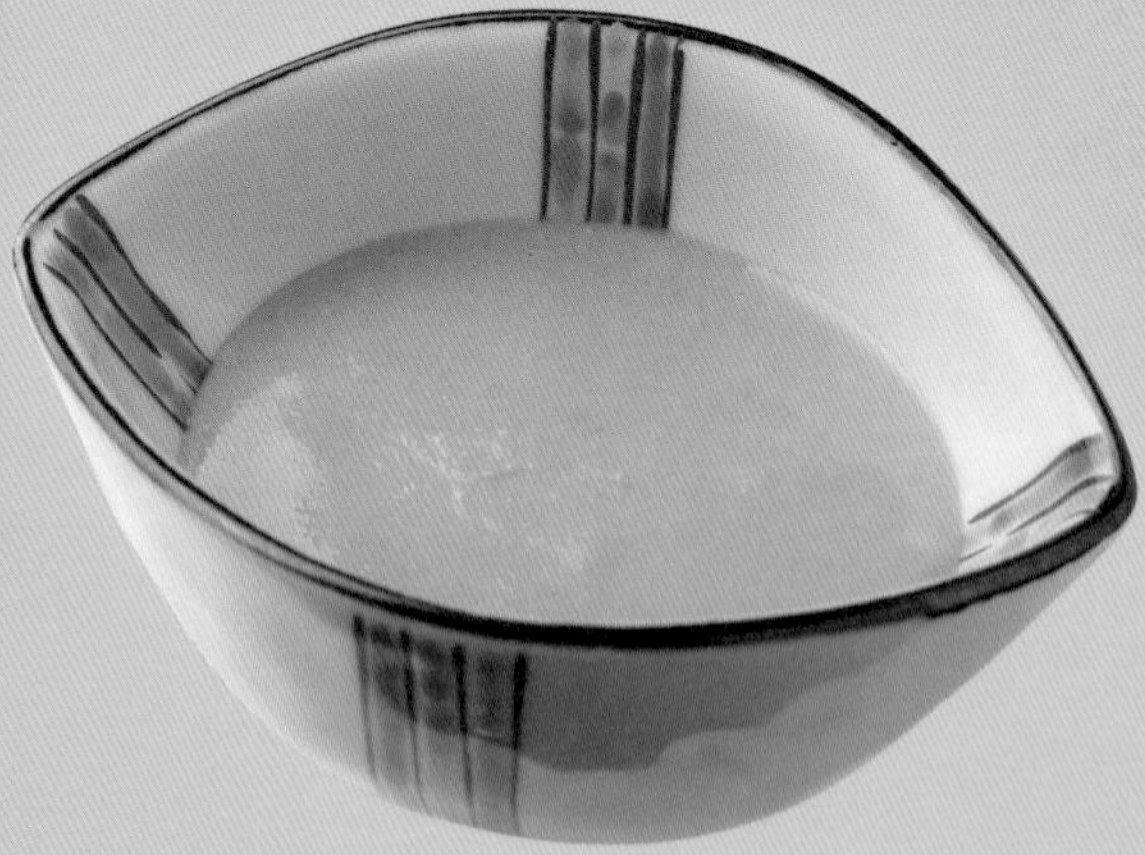

POINT ごまには、抗酸化成分であるビタミンE＆セサミンや、悪玉コレステロールを減らし、血栓を予防するα-リノレン酸など、脳の健康維持に欠かせない栄養素が凝縮されています。

ARRANGE RECIPE

脳細胞のサビを防ぎ、「衰え知らずの脳」を作る

小松菜のごま和え

栄養価（1人分）

エネルギー:77kcal、たんぱく質:3.0g、
脂質:6.4g、炭水化物:3.7g、食塩相当量:0.5g

［材料］2人分

ゆでた小松菜…100g
ごまだれ（p102参照）…大さじ2

［作り方］

ゆでた小松菜を4～5センチに切り、ごまだれで和える。

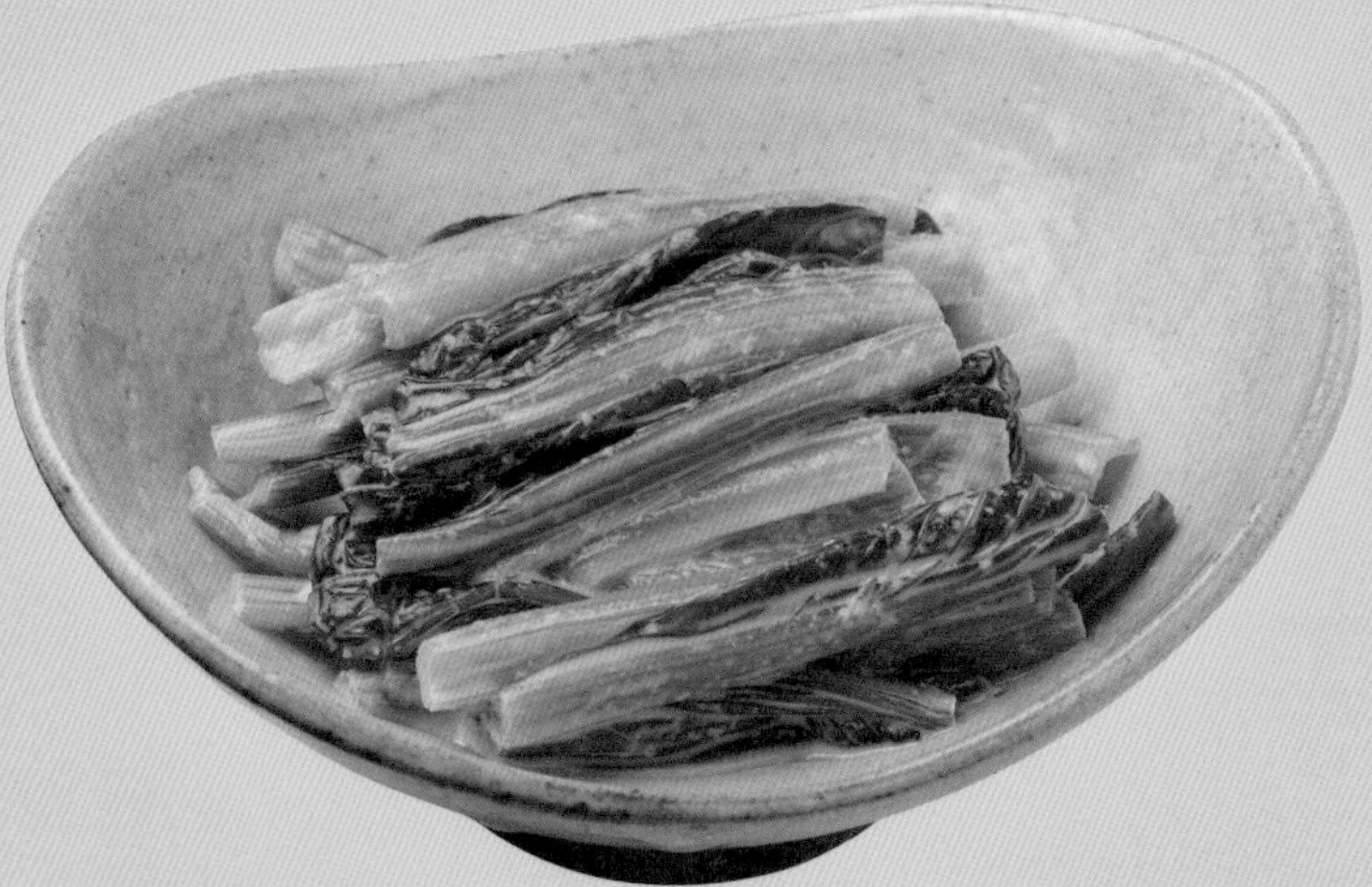

POINT 抗酸化力の高いβ-カロテンやビタミンCのほかに、ビタミンB群や食物繊維、鉄の含有量が多い小松菜とごまの組み合わせは最強。脳機能の維持をサポートします。

ARRANGE RECIPE

「食べながら脳トレ」できる野菜メニュー！

野菜スティック

栄養価（1人分）

エネルギー:89kcal、たんぱく質:2.9g、
脂質:6.4g、炭水化物:7.4g、食塩相当量:0.5g

［ 材料 ］ 2人分

お好みの野菜
（ニンジン、大根、キュウリなど）
…約100g
ごまだれ（p102参照）…大さじ1

［ 作り方 ］

野菜をスティック状に切り、
ごまだれを添える。

※栄養価は、ニンジン30g、
キュウリ30g、大根40gで計算。

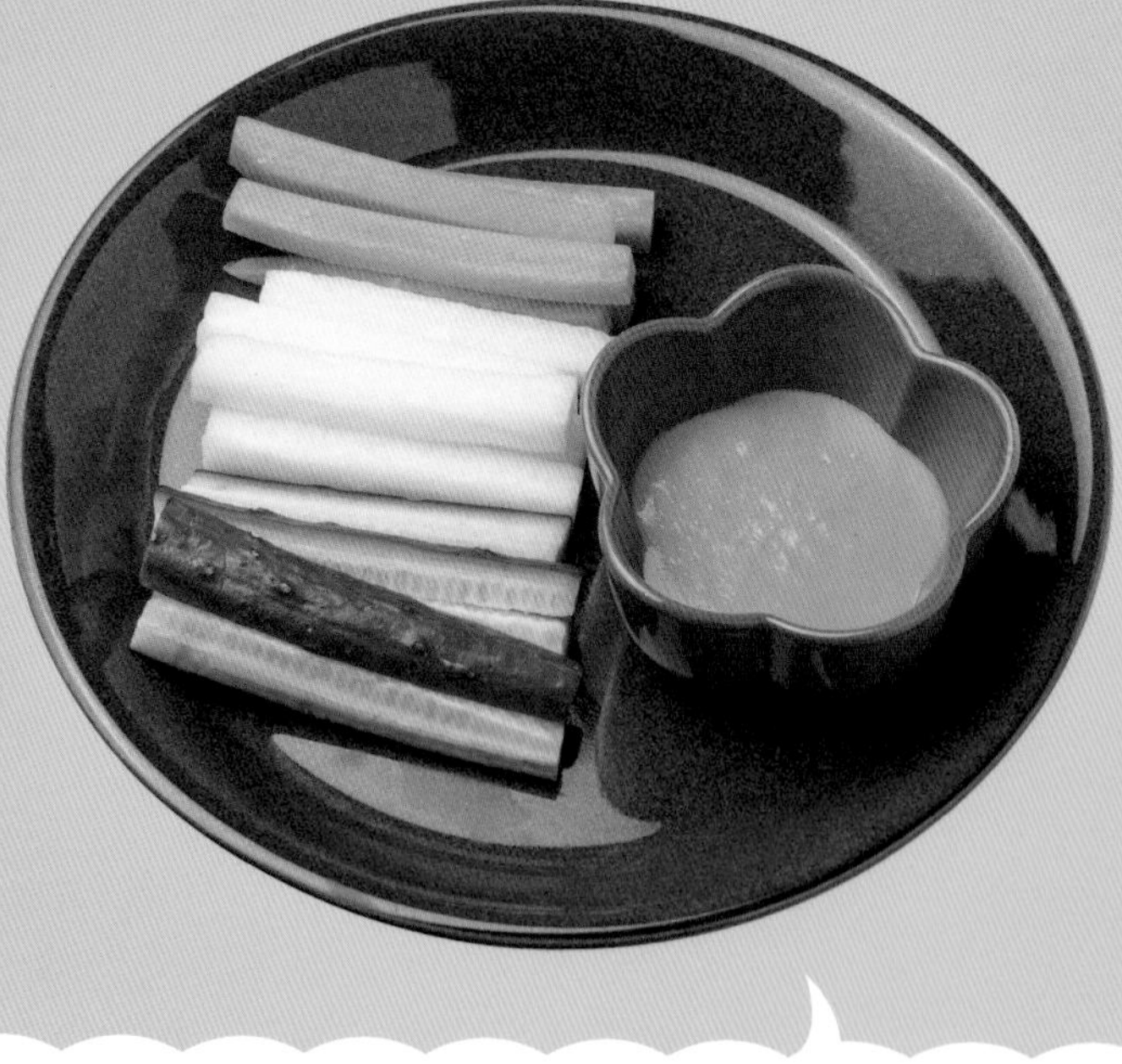

POINT 噛むことは脳をフル稼働させ、活性化させる最高の手段です。脳細胞の酸化を防ぎ、活性化させる成分が豊富なごまだれをお供に、食べる脳トレが可能となります！

ARRANGE RECIPE

血糖値が気になる方にイチ押しの主食!

ごまだれつけそば

栄養価 (1人分)

エネルギー:236kcal、たんぱく質:12.7g、脂質:1.8g、
炭水化物:43.3g、食塩相当量:0.5g

[材料] 1人分

そば…1人分
ごまだれ(p102参照)
…大さじ2
豆乳…50ml
砂糖…小さじ1/2
しょうゆ…小さじ1/2
鶏ささみ…1/2本
(またはサラダチキン…20g)

[作り方]

1. 鶏ささみは器に入れてふんわりラップをして600wの電子レンジで2～3分加熱し、ほぐす。(サラダチキン使用の場合は、ほぐす)
2. 豆乳を温め、砂糖、しょうゆを加えて溶かし、ごまだれを加えてよく混ぜ合わせ、鶏ささみも加える。お好みで、ネギをのせ、そばに添える。

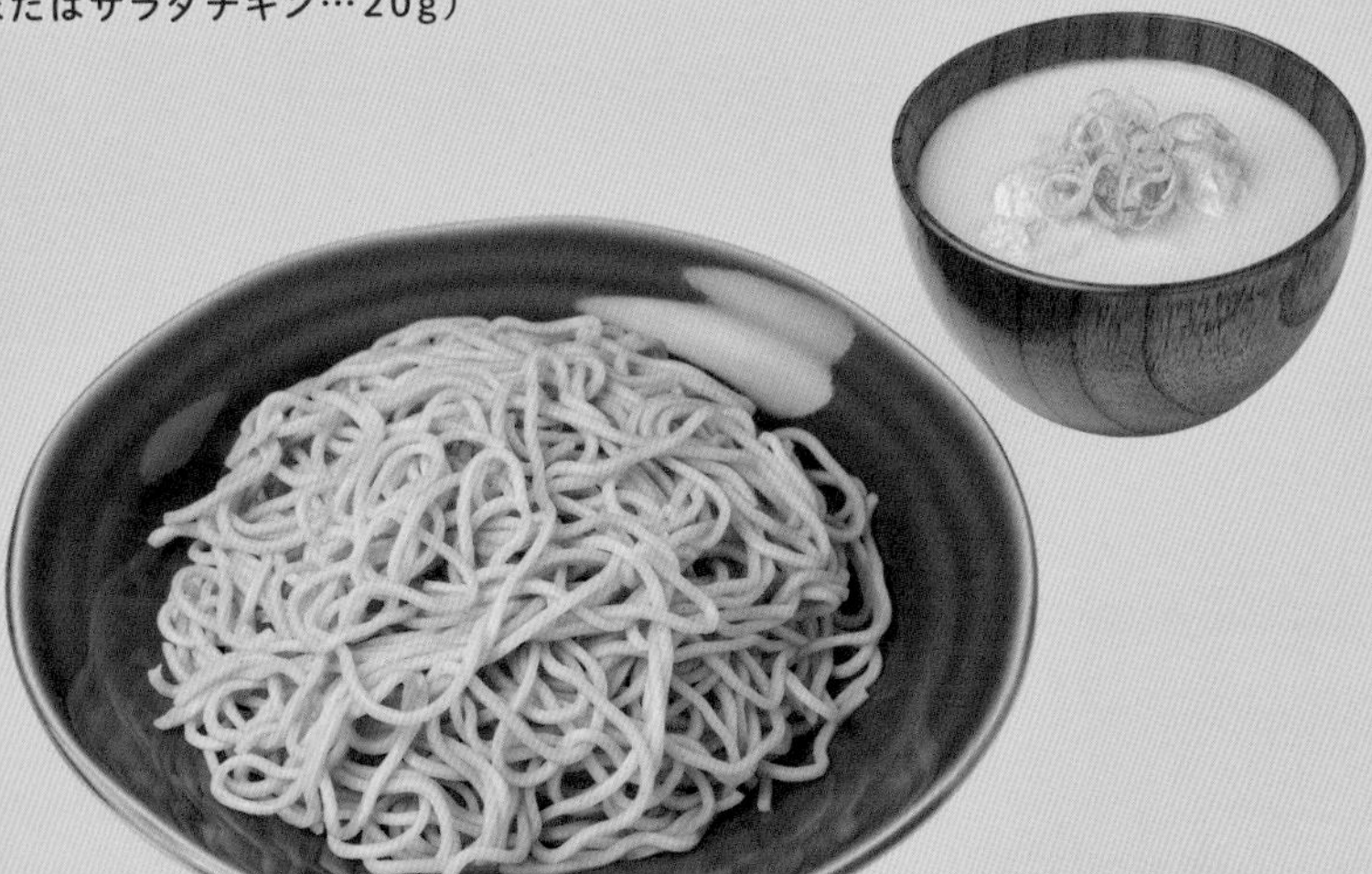

POINT 良質なたんぱく質がとれるレシピです。そばは血糖値を上げにくい、おすすめの主食。ビタミンB群が手軽にとれ、動脈硬化や高血圧の改善効果が期待できるルチンもたっぷりです。

BASIC RECIPE 4

脳腸活ドレッシングで脳も腸も元気に!

みそグルト

栄養価 (大さじ1杯分)

エネルギー:13kcal、たんぱく質:0.9g、脂質:0.6g、
炭水化物:1.4g、食塩相当量:0.5g

保存期間 **冷蔵3日**

[材料] 作りやすい分量

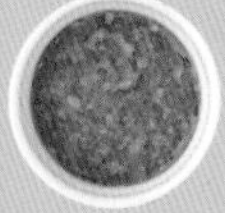

好みのみそ 20g

プレーンヨーグルト（無糖）60g

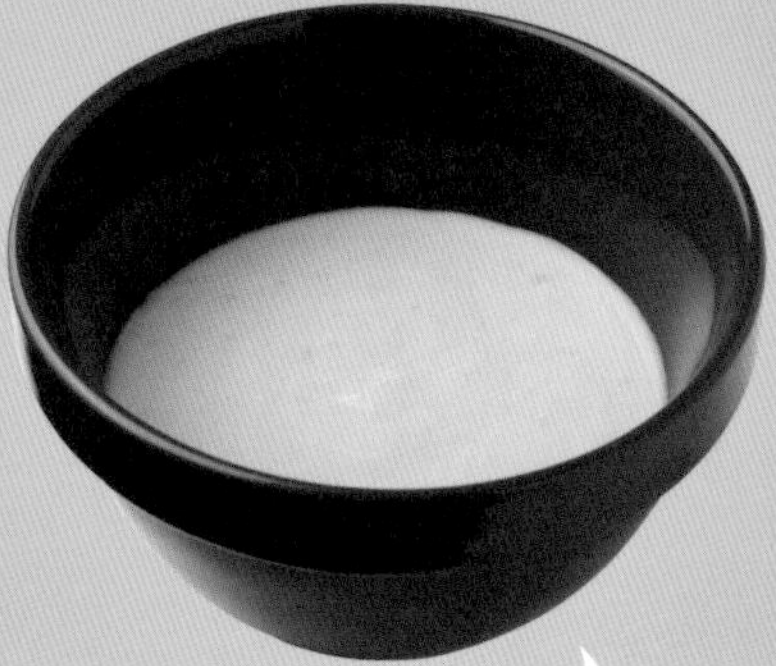

[作り方]

材料を混ぜ合わせる。

POINT 腸内環境を整える効果のあるヨーグルトとみその組み合わせは理想の脳活性食。とくにヨーグルトは、脳機能低下や認知症予防効果が期待できる食品として注目を浴びています。

ARRANGE RECIPE

エネルギーチャージで脳の疲れをとる

カボチャサラダ

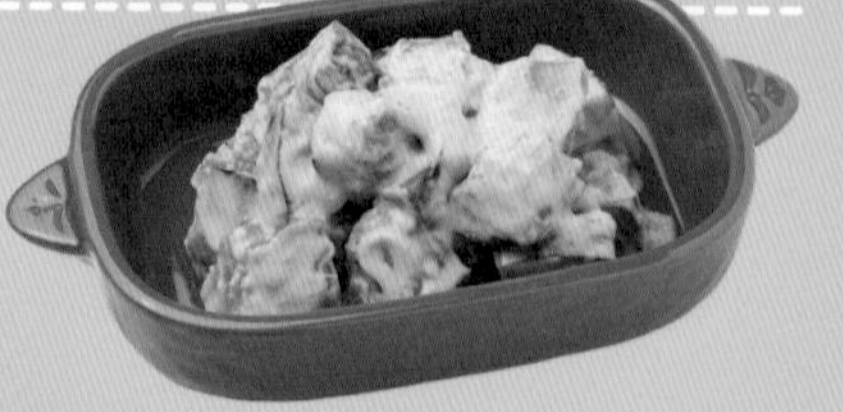

[材料] 2人分

カボチャ…150g、みそグルト…大さじ2

[作り方]

1. カボチャを2cm角に切って器に盛り、ふんわりラップをして600wの電子レンジで3～4分加熱する。
2. みそグルトで和える。

栄養価 (1食分／約80g)

エネルギー:72kcal、
たんぱく質:2.3g、脂質:0.8g、
炭水化物:16.9g、
食塩相当量:0.5g

ARRANGE RECIPE

鮭とみそグルトで脳も腸もイキイキ

鮭のみそグルト焼き

栄養価 （1人分）

エネルギー:129kcal、たんぱく質:19.8g、脂質:4.5g、
炭水化物:3.7g、食塩相当量:1.2g

［ 材料 ］ 1人分

生鮭…1切れ
みそグルト（p106参照）…大さじ1
ネギ…10g

［ 作り方 ］

1 ネギは小口切りにして、みそグルトと和えておく。

2 鮭を魚焼きグリル（トースターやオーブンでもOK）で両面焼き、片面に1をまんべんなく塗り、さらに2〜3分焼く。

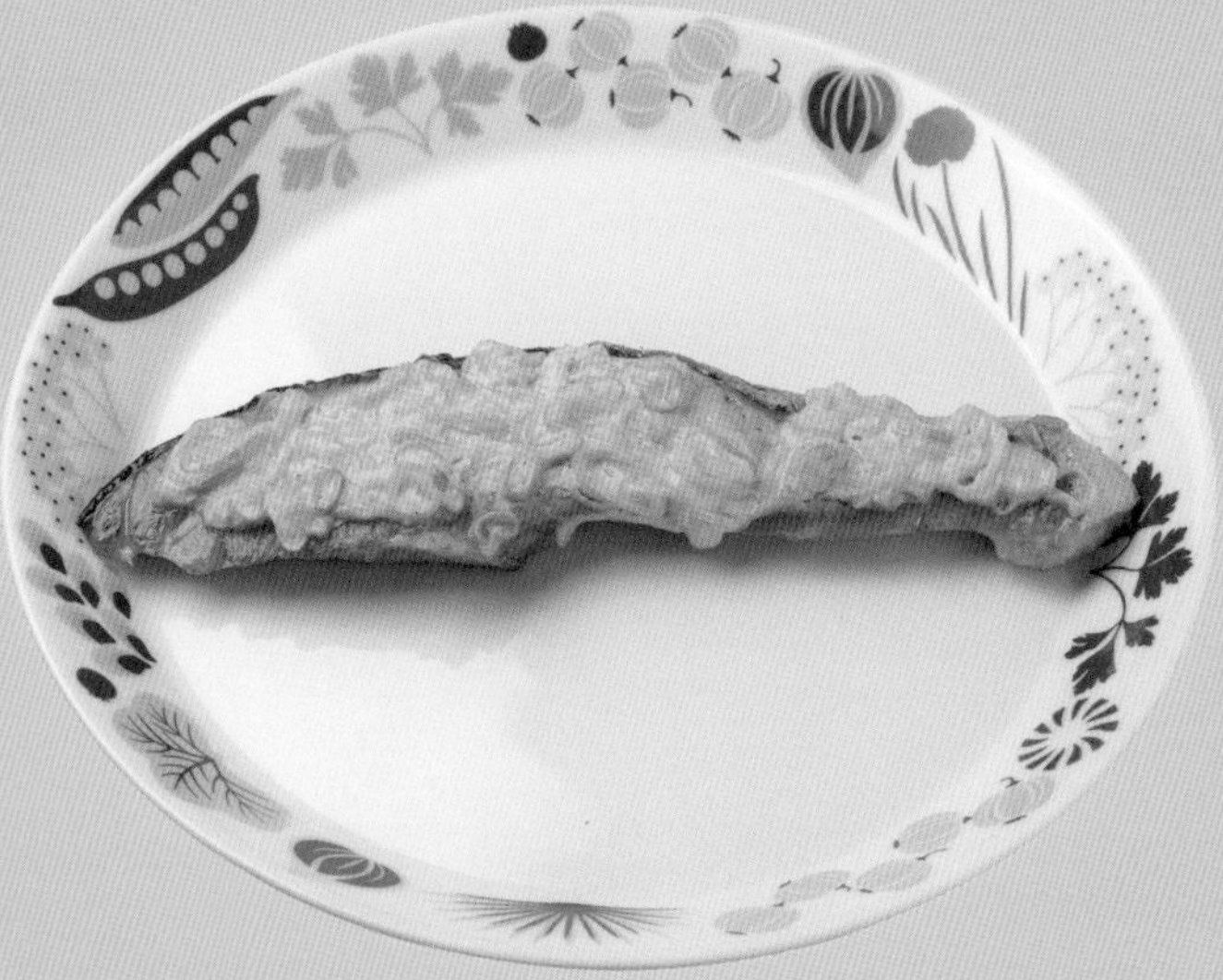

POINT 鮭は、アミロイドβの排出を促すといわれるアスタキサンチンの宝庫。脳腸活ドレッシングのみそグルトと組み合わせれば最強のブレインフードに。鮭は塩びきではなく生がおすすめ。

BASIC
RECIPE
5

毎日のリコピン摂取で脳のサビつきを防ぐ

トマトソース

栄養価（大さじ1杯分）

エネルギー:18kcal、たんぱく質:0.3g、脂質:0.9g、炭水化物:2.1g、食塩相当量:0.2g

保存期間 冷蔵3日、冷凍2週間

［ 材料 ］ 作りやすい分量

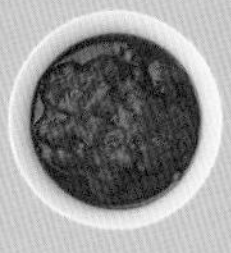

カットトマト缶
1缶（400g）

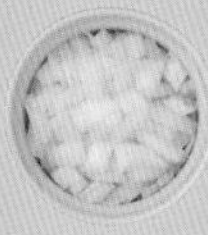

玉ネギ
1/4個（80g）

オリーブ油
大さじ1

酒 大さじ1

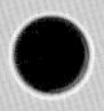

中濃ソース
大さじ1

塩 1g

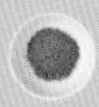

こしょう 少々

［ 作り方 ］

1. 玉ネギを粗みじんに切る。
2. フライパンにオリーブ油を熱し、しんなりするまで玉ネギを炒める。
3. トマト缶を加えて弱火で炒め、フツフツしてきたら酒を加えてサッと煮て中濃ソースを加え、時々混ぜながら弱火で約10分程度煮る。
4. 塩・こしょうを加えて味を調える。

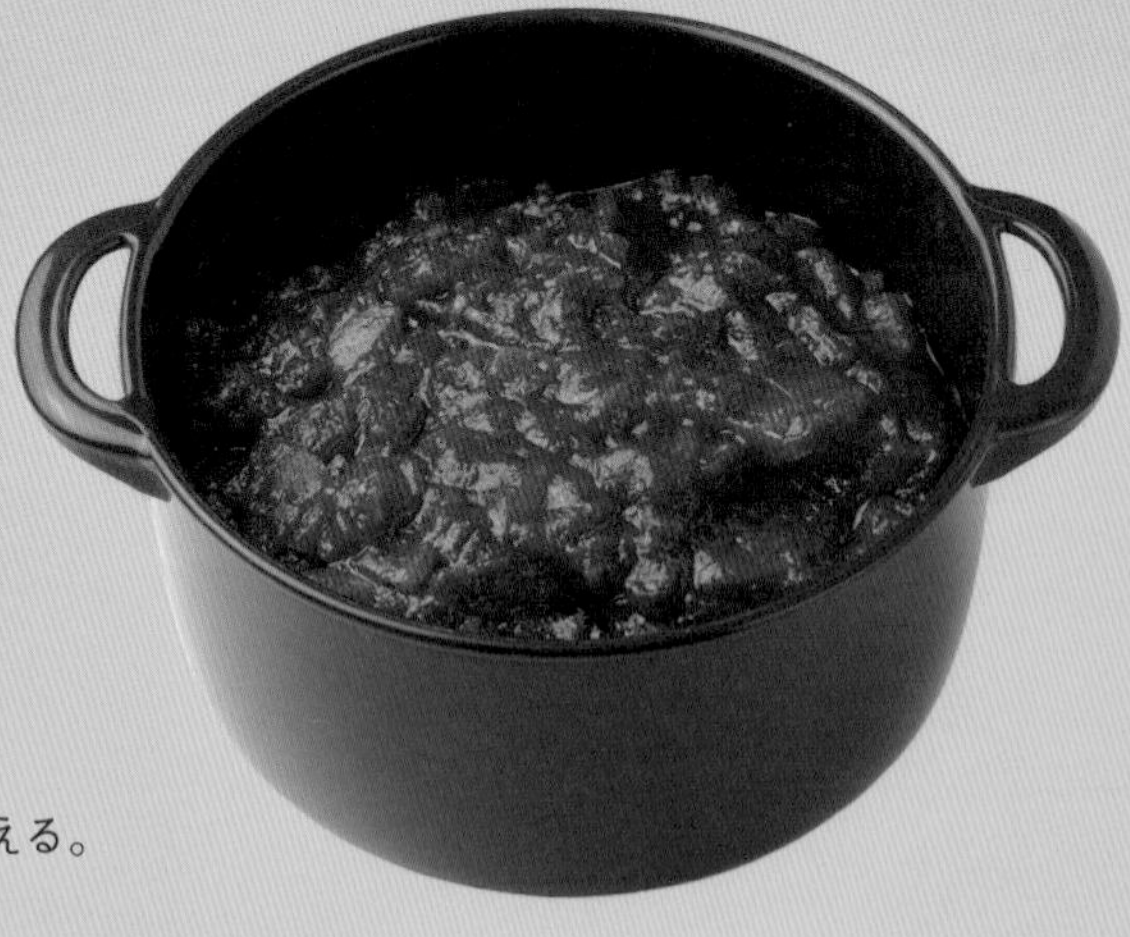

POINT トマトの赤い色素であるリコピンは脳細胞にダメージを与える活性酸素を除去する力をもちます。作り置きして、毎日、3食のどこかでトマトソースを取り入れましょう。

ARRANGE RECIPE

いつまでも動ける脳と体を作る

ポークトマト

栄養価 （1人分）

エネルギー:294kcal、たんぱく質:18.0g、脂質:23.0g、
炭水化物:4.4g、食塩相当量:0.4g

[材料] 1人分

豚ロース肉…約90g
オリーブ油…小さじ1
トマトソース（p108参照）
…大さじ2

[作り方]

豚ロース肉を焼き、トマトソースをかける。

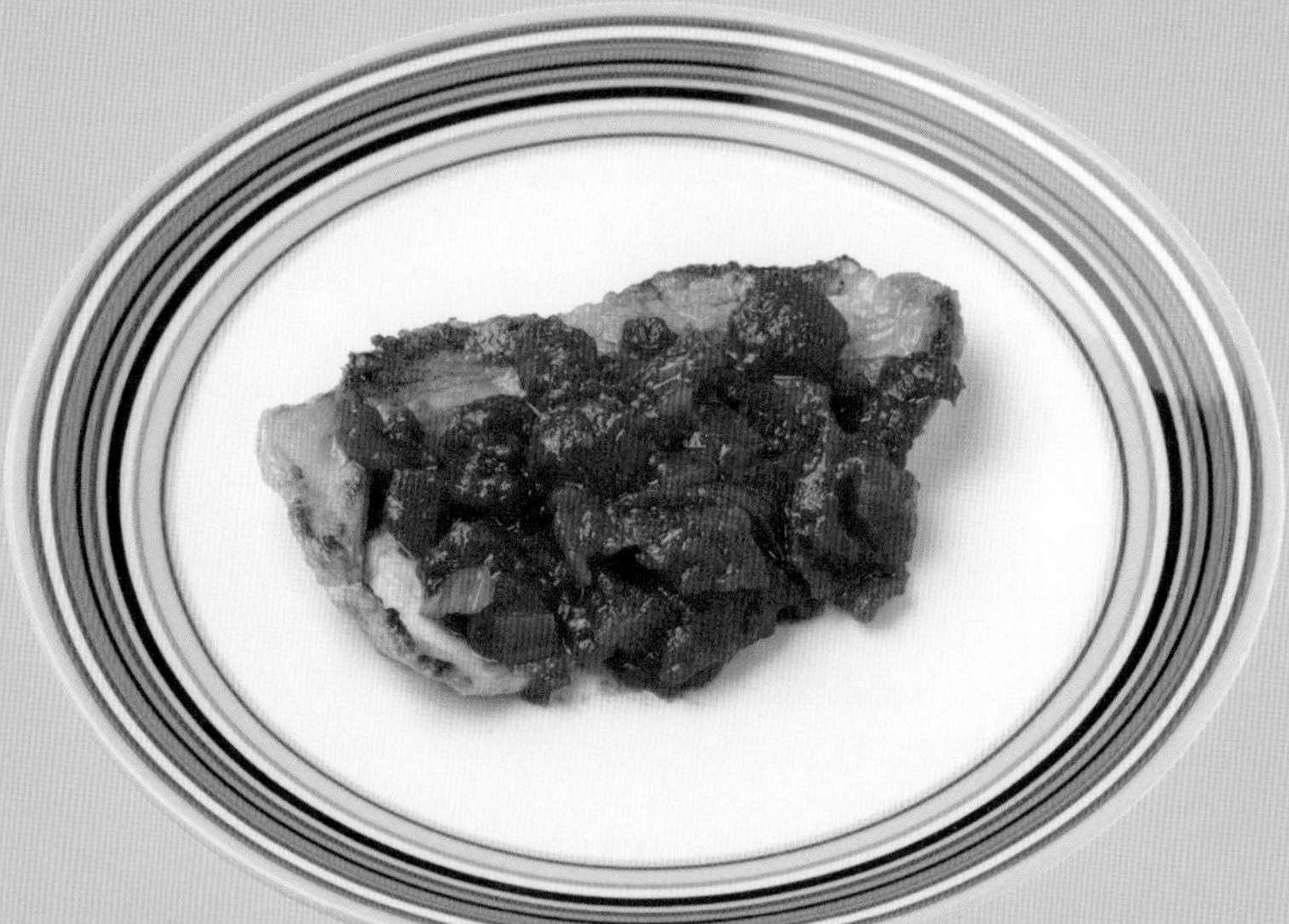

POINT 豚肉からは良質なたんぱく質のほかに、脳や神経の働きをサポートするビタミンB1をとることができます。そこにリコピンの力を加えることで脳活性の効果が高まります。

ARRANGE RECIPE

脳の血流を促し、アミロイドβの排出をサポート

サバトマ煮

栄養価（1人分）

エネルギー:222kcal、たんぱく質:21.0g、脂質:12.3g、
炭水化物:7.1g、食塩相当量:1.4g

［材料］ 2人分

サバ缶…1缶（190g）
トマトソース（p108参照）…130g
パセリ…適量

［作り方］

1. サバ缶は汁を捨て、身を半分の厚さに切る。
2. フライパンにトマトソースを熱し、サバを加え、温まるまで弱火で3分程度煮込む。
3. 器に盛り、パセリを散らす。

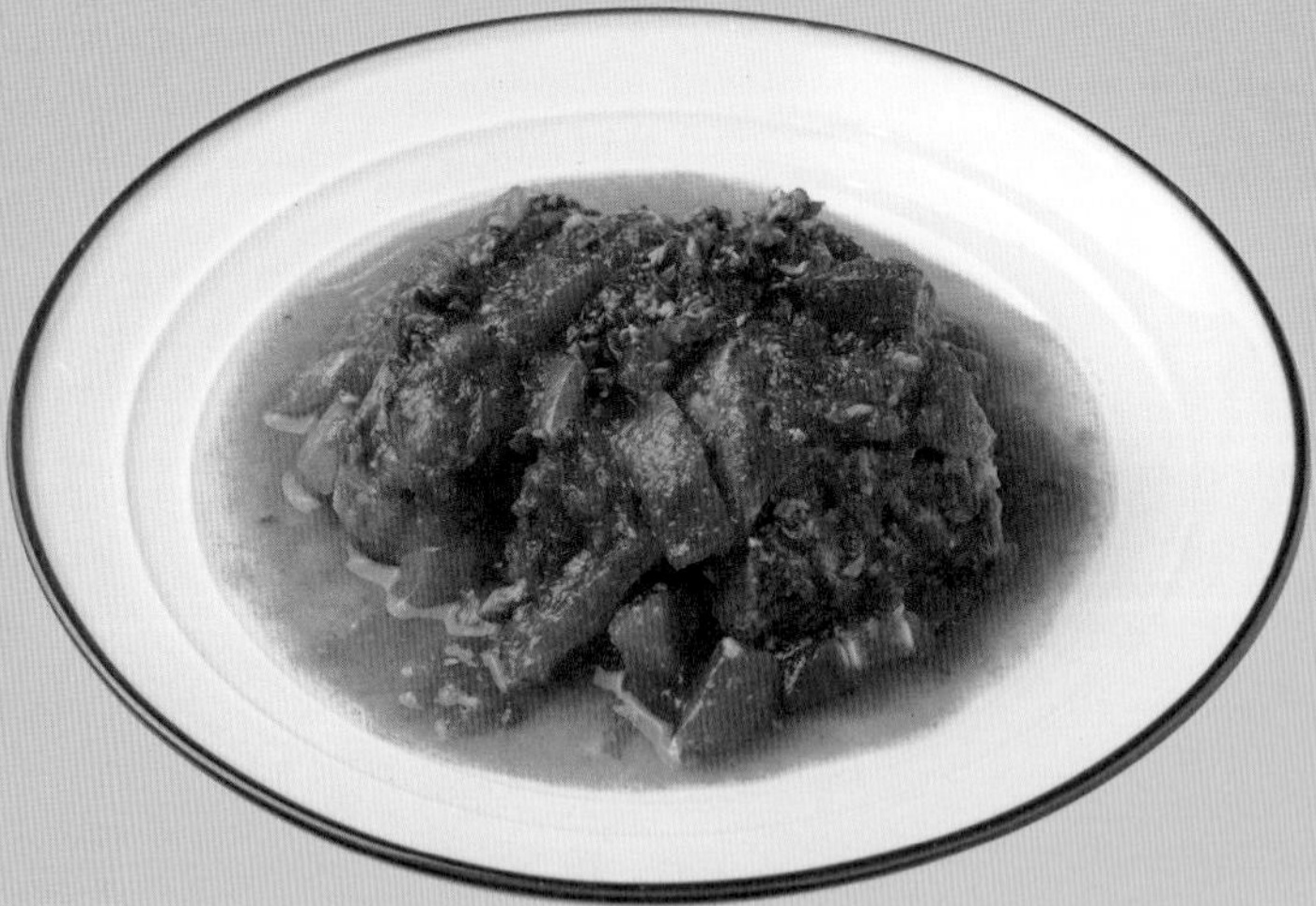

POINT サバには血液サラサラ効果が高いDHAやEPAという成分が豊富に含まれています。リコピンと組み合わせることで、アミロイドβの排出を促す作用が期待できます。

ARRANGE RECIPE

4つの具材で寝ぼけた脳を目覚めさせる

トマチートースト

栄養価 （1人分）

エネルギー:289kcal、たんぱく質:13.1g、脂質:12.9g、
炭水化物:32.3g、食塩相当量:1.6g

［材料］1人分

食パン（6枚切り）… 1枚
ツナ缶…20g
トマトソース（p108参照）…大さじ2
とろけるチーズ…15g

［作り方］

食パンにツナ、トマトソース、とろけるチーズの順にのせて、こんがりと焼く。

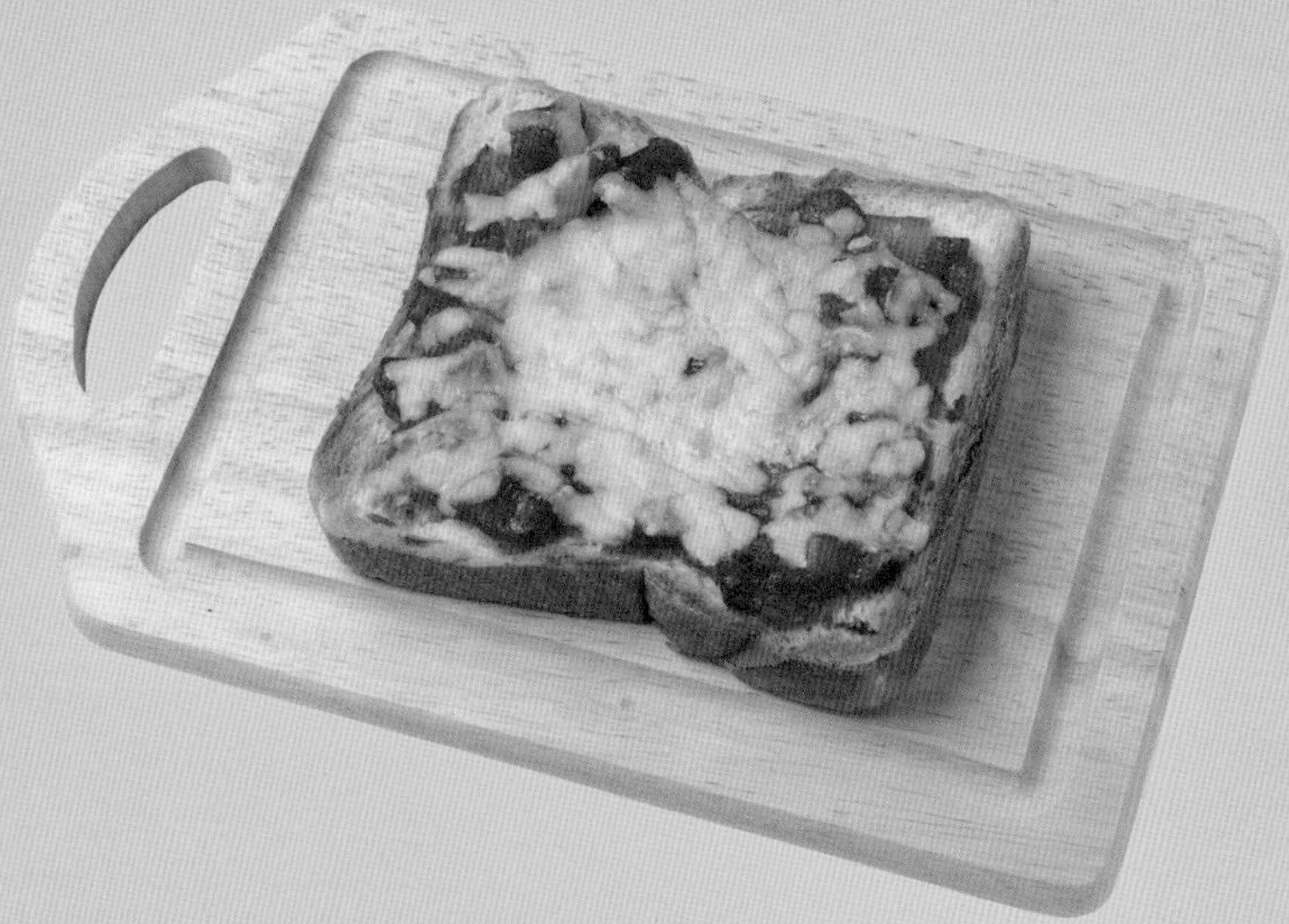

POINT 朝に糖質、たんぱく質、乳製品をとると脳は1日元気に働いてくれます。パン、トマトソース、チーズ、ツナは脳を覚醒させるベストな組み合わせ。朝食にイチ押しのレシピです。

SPECAL RECIPE

迷ったら鍋！ 脳を元気にする栄養を一気どり！

脳活鍋

栄養価（1人分）

エネルギー:260kcal、たんぱく質:15g、脂質:27.5g、炭水化物:23.0g、食塩相当量:3.1g

［ 材料 ］ 2人分

鶏胸肉…80g
ブロッコリー…50g
ニンジン…50g
カボチャ…100g
水…300ml
コンソメ顆粒…小さじ2
トマトソース（p108参照）…120g
とろけるチーズ…30g

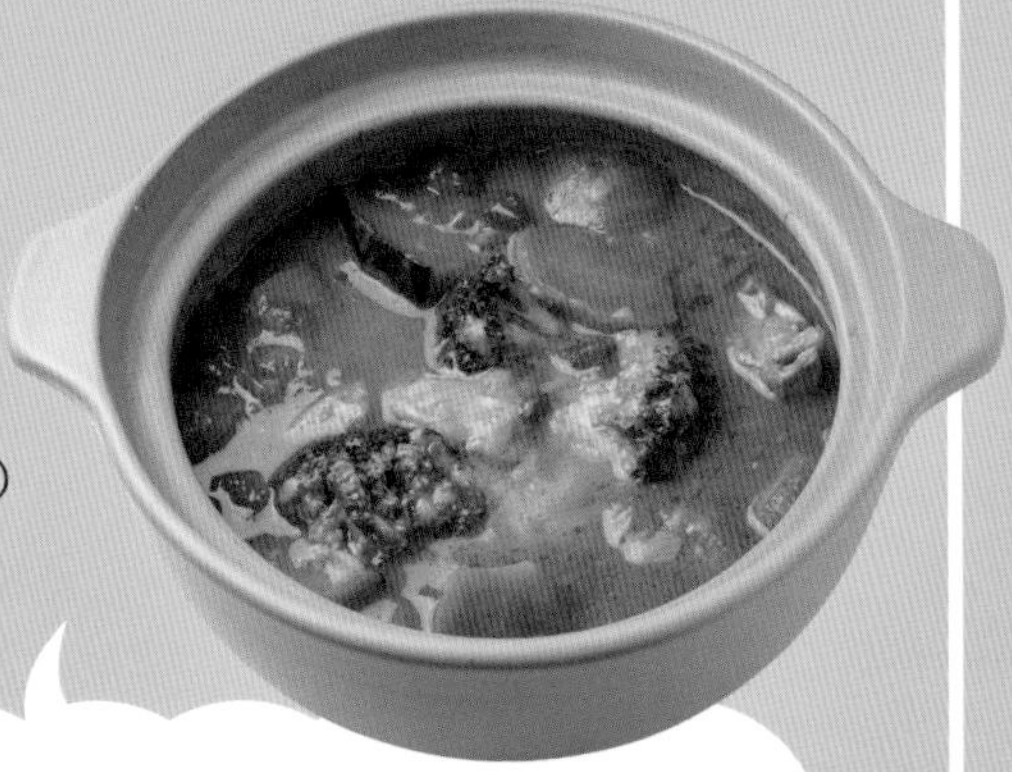

POINT いろいろ考えるのが面倒という方におすすめなのがこの脳活鍋です。この鍋はP99で紹介している、脳細胞を守り、脳のゴミの生成を抑え、排出を促す栄養素をまとめてとれてしまいます。食材を切って、煮込むだけでOKなので、料理が苦手な方でも手軽に作れます！ 低脂質、低糖質、減塩なので、たっぷり食べても問題ありません。

［ 作り方 ］

1. 鶏胸は食べやすい大きさにそぎ切り、ブロッコリーは一口大の小房に分け、ニンジンとカボチャは一口大に切る。
2. 鍋に水、コンソメ顆粒、ニンジンを入れて蓋をして火にかけ、沸騰したら弱火にして約5分煮る。
3. 鶏胸肉、カボチャを加えて蓋をして、さらに3分弱火で煮る。
4. トマトソースとブロッコリーを加えてひと混ぜし、蓋をしてさらに3分煮る。
5. とろけるチーズをまんべんなくのせて火を止める。

4 章

老けない脳を作る実践法

脳はいつも刺激を求めています。
刺激を受けることで脳細胞は活性化し、
脳にたまったゴミも排出することができるのです。
この章では、老けない脳作りに有効な刺激を与える
運動や暮らし方について解説していきます。
できることからでいいので、
毎日、続けてみてください。

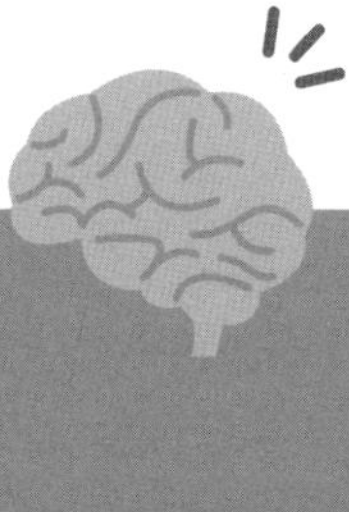

脳の老化をとめる特効薬は薬ではなく、運動

体を動かすことは簡単なようですが、じつは脳のいろいろな部分を使用しなくてはならず、体のあちこちに指令を出さなければなりません。歩くだけでも、転ばないように体のバランスをとる、歩幅や足を動かすスピード、腕の振りの大きさを調整する、関節がきちんと動くように指令を出すなど、脳はいろいろな部位を使って体を動かさなくてはならないのです。もちろん、走る、自転車に乗る、道具を使用して運動をするなど、さらに複雑な動きになれば、脳はより多くの部位を使わなくてはなりません。

つまり、**運動は脳に強い刺激を与えて活性化させる最高の手段**といえるのです。

こうした理由から、臨床の現場でも認知症の症状の進行を遅らせるうえで運動療

法が欠かせないものとなっています。

人間の脳はたった1週間ほど体を動かさないだけでも老化してしまいます。それまで認知機能に問題がなかった方が体調を崩して1週間ほど寝込んだら、突然、認知症の症状が表れたというケースはよくあることです。

私の患者さんのなかにも、骨折などをして体が動かせない状態がしばらく続いたところ、あっという間に認知症の症状が進行してしまったという方が数多くいらっしゃいます。

最近では、新型コロナウイルスでデイサービスに行けなくなって自宅にこもりきりになった途端、認知症を発症してしまった、あるいは悪化してしまったというケースが多くみられるようになっています。

これらは高齢者の例ですが、**運動不足が脳を老化させることはあきらかで、若い世代でも運動不足が続けば、脳は加速度的に劣化していく**ことは間違いありません。

とくに、ここ数年は新型コロナウイルスの影響でリモートワークが普及して、以前よりも体を動かす機会が減っている働き盛り世代の方が増えています。さらに**日常的に運動をしていないとなれば、脳の老化の一因である、高血糖、高血圧、脂質異常などのリスクも高まります。**

それではここで、運動が脳の健康を維持するうえで必須である理由を簡単に解説しましょう。まずあげられるのは「脳の血流の増加」です。脳の血流が増えることで、脳にたくさんの酸素や栄養が送り込まれ、その結果、脳が活性化されます。さらに、**アミロイドβをはじめとした、血流にのって脳に悪影響を及ぼす脳のゴミの排出を促す**こともできます。

驚くべきことに、運動をすると脳の毛細血管が増えるという研究結果も報告されているのです。脳のなかの血管が増えるということは、血流量はさらに増え、それとともに脳のゴミの排出量も増えるということです。ただし、この研究によると、毛細血管を増やす効果が高いのは長時間の運動ということですが、長時間ではなくても継続的に運動をすることで少しずつではあっても、毛細血管が増えることは間違いないと思います。
こうした研究も鑑みて私がおすすめしたいのは有酸素運動です。**有酸素運動とは、心拍数を100〜120拍／分程度に抑えた、息がハアハア、心臓がドキドキしないくらいの比較的軽くて長時間継続できる運動**です。スポーツウォッチなどをつけて心拍数を計測しながら運動をするとわかりやすいと思います。

ちなみに、息が上がるほど激しい運動でも効果がないわけではありません。体力に自信がある方は、自分の好きなスポーツをしてもかまいません。ただし、**疲労困憊するような高い負荷をかけすぎる運動は脳に強いストレスを与えて逆効果になるおそれがある**ため、避けましょう。

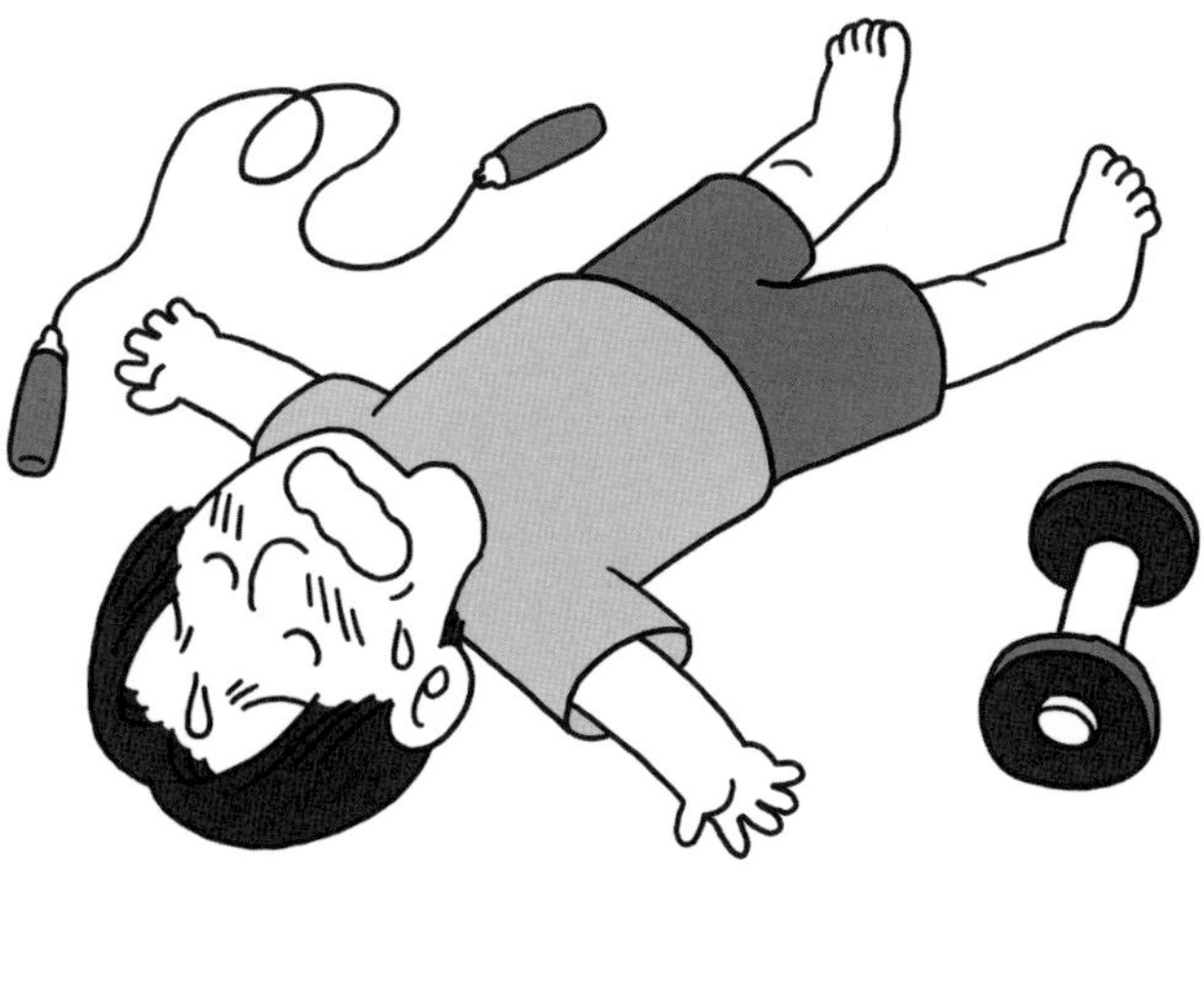

歩き方を変えるだけで脳は元気になる

前項でおすすめした有酸素運動ですが、どの世代の方でも脳の健康を維持し、**認知症の予防を目的として行うならウォーキングがもっとも有効**です。

東京都健康長寿医療センター研究所のラットを使った実験によれば、ウォーキングには、脳の老化をくいとめるのに欠かせないアセチルコリンという物質を作る細胞を活性化させ、海馬や大脳皮質内のアセチルコリンの分泌を促進させる効果があることが証明されています。とくに、血圧を上げない程度の「普通の速さ」で歩くことがもっとも効果的といわれています。

普通の速さの目安は、心拍数を100〜120拍／分程度に抑えられる速度と考えればいいと思います。すると、血圧の上昇を抑えることもできます。

脳を元気にする歩き方

脳を効率的に活性化させるためには、ボーッと歩くのではなく、姿勢や歩幅などに気を配りましょう。また、1日5000歩、20～30分継続して歩くことが推奨されていますが、はじめは500歩×10回といったようにこま切れでもかまいません。歩くことが楽しくなって体力がついてきたら、徐々に距離や時間を延ばしていきましょう。

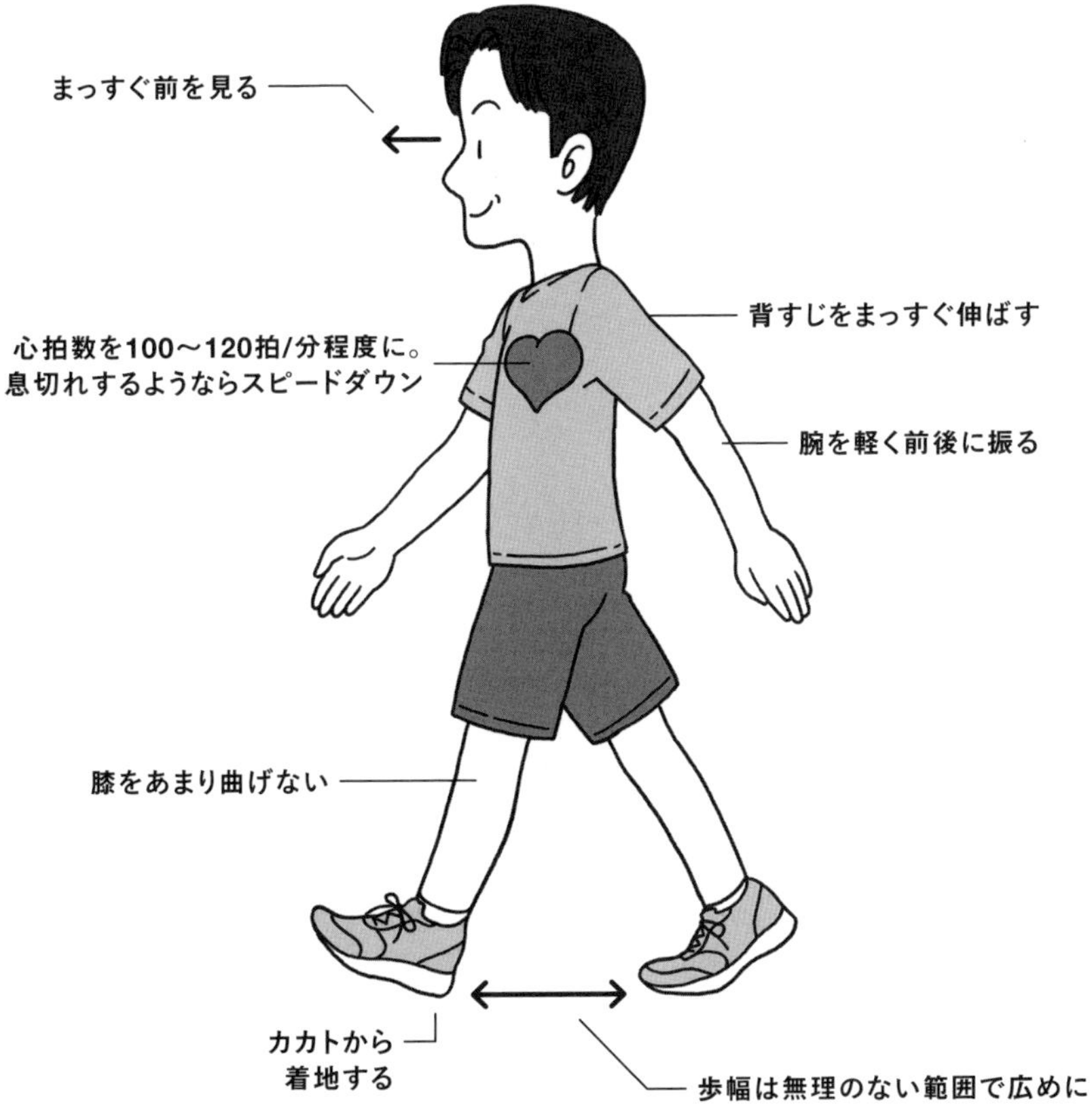
まっすぐ前を見る
背すじをまっすぐ伸ばす
心拍数を100～120拍/分程度に。
息切れするようならスピードダウン
腕を軽く前後に振る
膝をあまり曲げない
カカトから
着地する
歩幅は無理のない範囲で広めに

老けない脳の源は「筋肉」

筋肉が減るとサルコペニアという状態に陥ってしまいます。**サルコペニアとは、おもに加齢により全身の筋肉量と筋力が自然に低下し、身体能力が低下した状態のこと**です。進行すると体を動かす機能が低下するロコモティブシンドロームに陥り、立つことすら難しくなります。関節や筋肉を動かすことは脳を刺激して活性化させる源となります。その刺激がなくなれば、脳の老化は加速度的に進んでしまいます。つまり、サルコペニアに陥るということは、脳の老化へのスタートラインに立ったも同然なのです。

働き盛り世代だと「自分はまだまだ大丈夫」と思うかもしれません。しかし近年では、20代、30代でも潜在的サルコペニアに陥る方が多くいるといわれています。

ここでもうひとつ筋肉の重要な役割を解説します。

筋肉は体を動かすためだけの器官ではなく、糖をためておく貯蔵タンクの役割をもっています。そのタンクが小さいと食べ物からとった糖をうまく消費することができずに血糖値が上昇してしまうのです。

また、**筋肉に刺激を与えると、β-エンドルフィン、ドーパミン、セロトニンなど、気分を高揚させて幸福感を高めたり、心を安定させたりする作用のあるホルモンの分泌が促されます。**こうしたしくみから、筋トレにはストレスが原因のもの忘れの改善効果も期待できるといえます。

筋肉がほかの臓器と異なるところは、いくつになっても成長するというところです。たとえ高齢になってから筋トレを開始したとしても、適切な方法で行えば筋肉量を増やしたり、筋力を強化したりすることができるのです。ですから、筋肉に関しては「年だからいまさら……」とあきらめる必要はないのです。

理想は、筋トレと有酸素運動を並行して継続的に行うことです。これで脳のアンチエイジング効果をよりいっそう高めることができます。

体幹、お尻、太腿、ふくらはぎの筋肉を鍛えよう

私は日頃から患者さんには、筋肉のなかでも**体幹と呼ばれるお腹や腰まわりの筋肉や、お尻、太腿、ふくらはぎの筋肉の量と筋力の維持ができる運動**をおすすめしています。

体幹の筋肉は体を支える柱となる部位で、ここの筋肉が減り、弱くなると体のバランスを保つことが難しくなり、正しい姿勢で立ったり、歩くことができなくなります。また、腰痛、膝痛など、体を動かす要となる体の部位にトラブルが発生しやすくなります。

お尻の筋肉は、立つだけではなく、足を踏ん張ったりするときにも使われる筋肉です。お尻の筋肉が弱ると、踏ん張りがきかなくなり転倒しやすくなります。

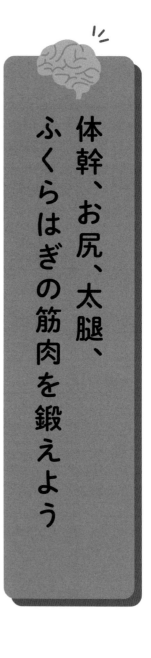

太腿の筋肉はお尻の筋肉と連動して足を前に出し、力強く地面を蹴って前に進むときに非常に重要です。なかでも膝の関節の動きを安定化させる働きをもつ大腿四頭筋と呼ばれる太腿の前側の筋肉を鍛えることは重要で、加齢とともに増える膝トラブルの予防につながります。

ふくらはぎの筋肉は第二の心臓といわれ、下肢にたまった血液を心臓に押し戻す働きをもちます。ふくらはぎの筋肉が少なすぎたり、硬くなっていたりすると血流は滞り、脳にも悪影響を及ぼすため、ふくらはぎの筋肉を鍛えることは脳を活性化するうえで不可欠といえます。

ここからは私が実際に患者さんにおすすめしている体幹、お尻、太腿、ふくらはぎを鍛えられる筋トレをご紹介します。軽い負荷ながら効果が高いメニューばかりです。キツいようなら、日替わりでどれかひとつを選んで行っていただいてもけっこうです。**何かひとつでも毎日続けさえすれば、筋肉にも、脳にも刺激を与えることができます。**回数もはじめは少なくても問題ありません。慣れてきたら徐々に増やしていきましょう。

※P124からの運動は、腰痛や膝痛などで整形外科の治療を受けている、高血圧などの持病がある方は事前にかかりつけ医に相談のうえ実施してください。

EXERCISE

脳のアンチエイジングエクササイズ8

できるものからでいいので、1日1回、慣れてきたら朝と夜に1回ずつ行うようにしましょう。続けていくうちに、脳が元気をとり戻すだけではなく、歩くスピードが速くなる、階段で息切れしなくなるなどの相乗効果も期待できます。

① 膝付き腕立て伏せ

5回×2セット

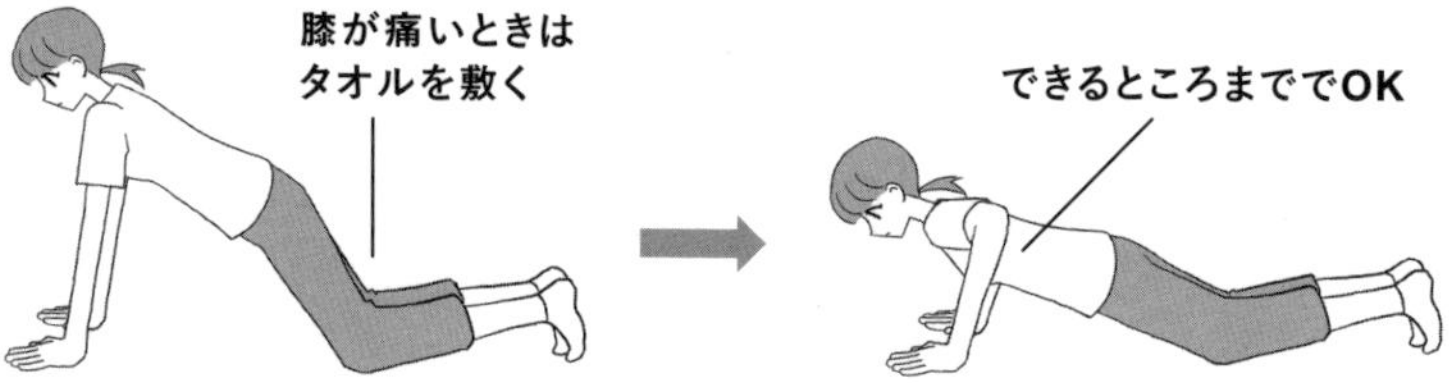

両手を肩幅よりもやや広めに開き、四つん這いになる。視線は斜め下に。

膝と両手で体重を支えながら、背すじを丸めないようにして肘をゆっくりと曲げて胸を床に近づける。

② ヒップリフト

20回×2セット

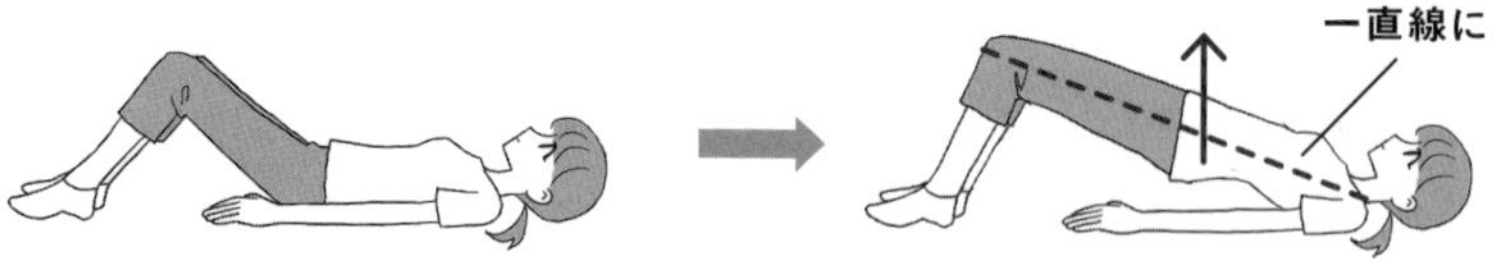

あおむけに寝て、膝を軽く曲げる。

お尻を肩から膝までが一直線になるくらいまでゆっくり真上に上げ、元の状態に戻す。これを繰り返す。

③ スクワット

10回×2セット

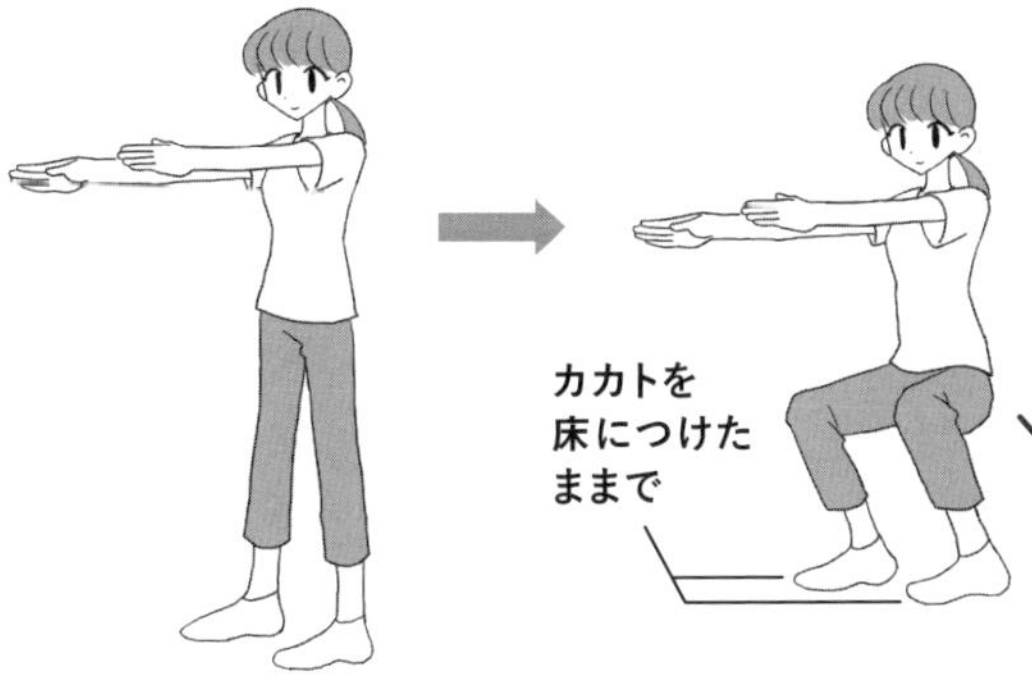
カカトを
床につけた
ままで

背すじを伸ばして両足を肩幅に開き、膝とつま先が同じ方向を向くように立つ。両腕はまっすぐ前に伸ばす。

膝がつま先より前に出ないように注意しながら、ゆっくりと腰を真下に落とす。バランスがとりづらければ椅子の背などをつかんで行ってもOK。

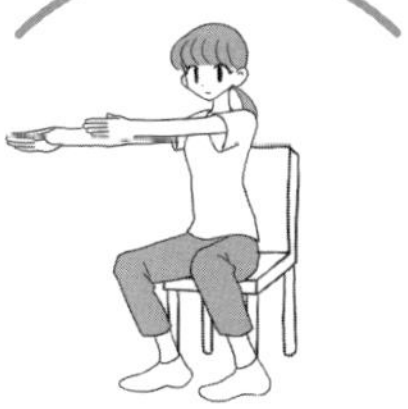

**椅子を使った
中腰スクワット**

キツい場合は、椅子にゆっくり座り、手すりなどにつかまって立ち上がるだけでもOK。慣れてきたら、椅子の座面にお尻をつけずに立つようにする。

④ 横揺れスクワット

左右交互に各20回

背すじを伸ばして、両足を肩幅よりやや広めに開き、膝とつま先が同じ方向を向くように立ち、両手を腰に当てて軽く膝を曲げる。その状態から体をゆらゆら左右に揺らすようなイメージで左右交互に体重をかける。これを繰り返す。

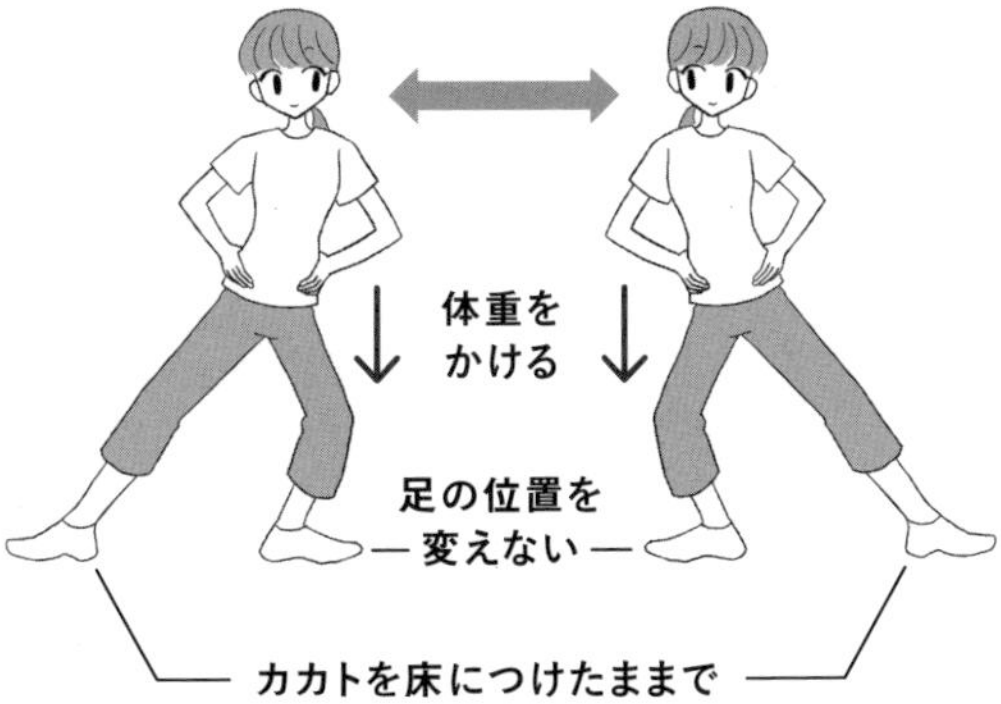
体重を
かける
足の位置を
変えない
カカトを床につけたままで

⑤ 足上げ運動

5秒キープ×左右各10回

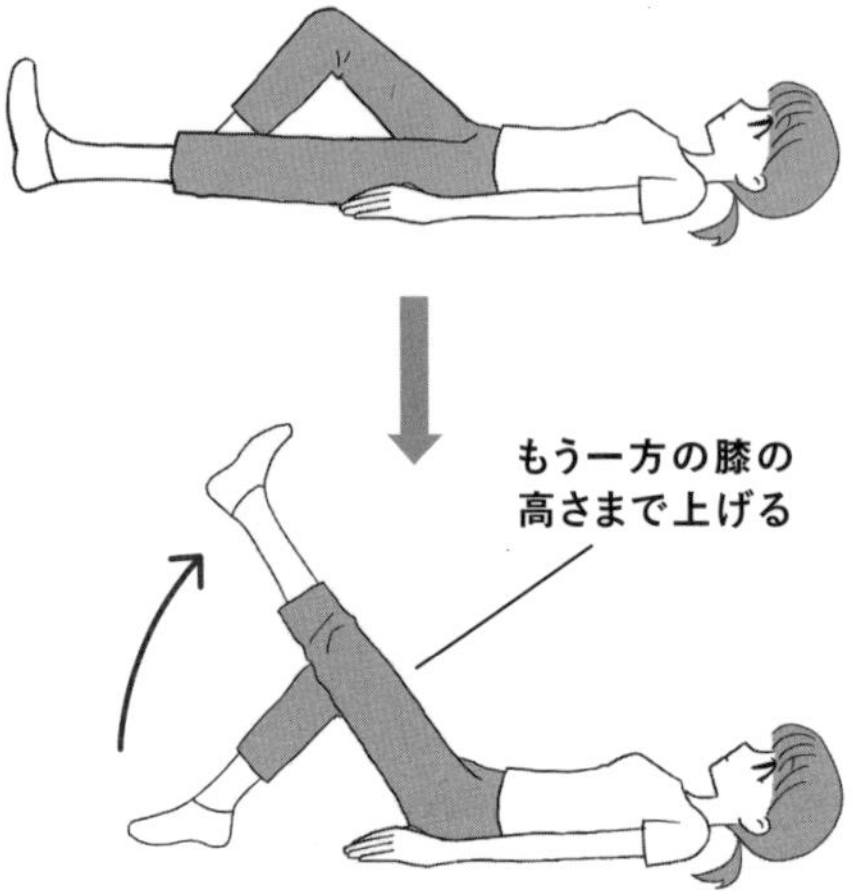
もう一方の膝の
高さまで上げる

あおむけに寝て、片方の膝を軽く曲げる。

伸ばしたほうの足を、曲げた足の膝の高さくらいまでゆっくり上げ、そこで5秒間静止し、ゆっくり下ろす。左右それぞれ10回ずつ行う。

⑥ 足横上げ運動

左右各10回

椅子の背やテーブルなどに両手を添え、背すじを伸ばして立ち、膝を曲げずに振り子のようなイメージで片足を真横にゆっくり上げる。これを左右行う。

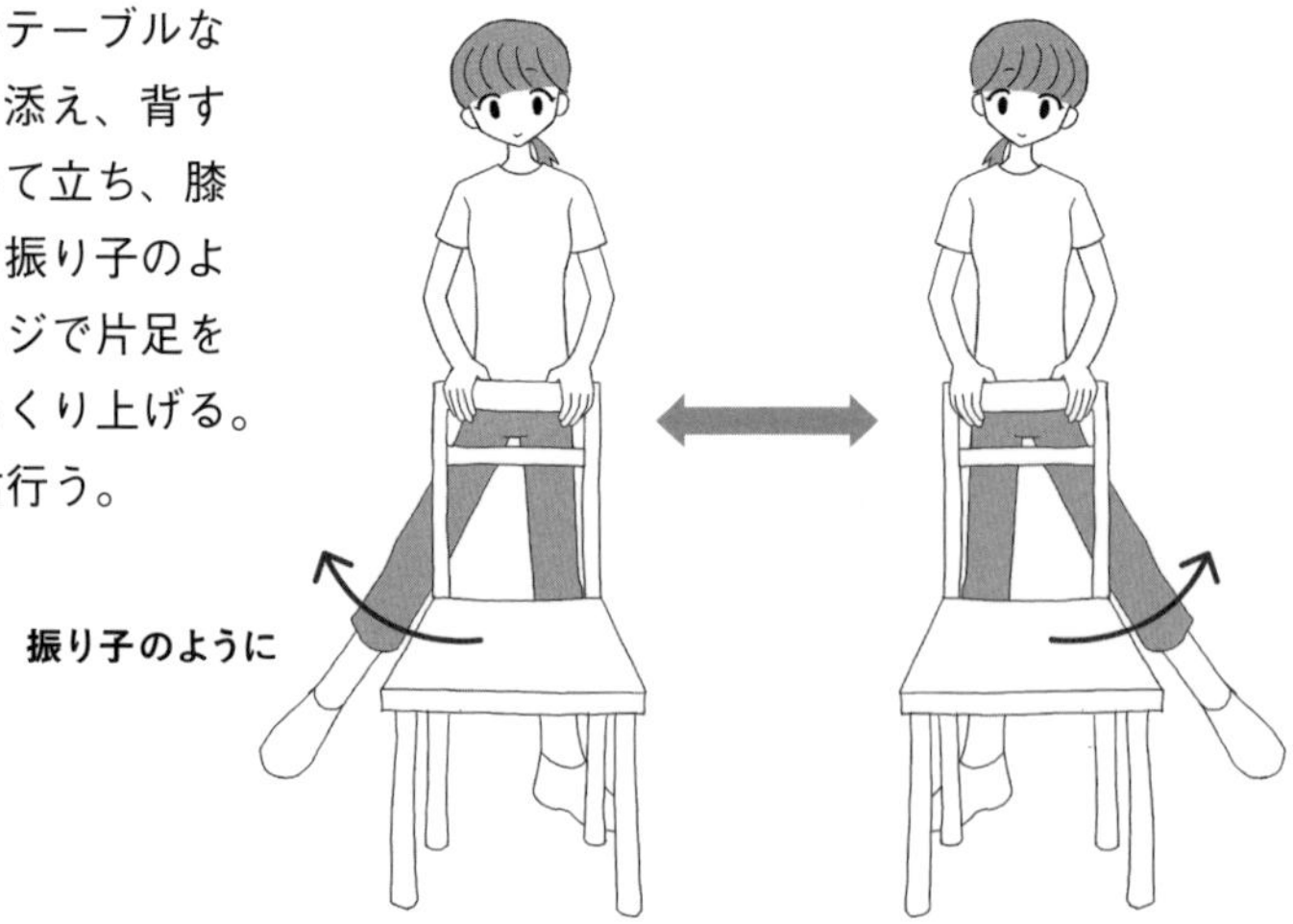
振り子のように

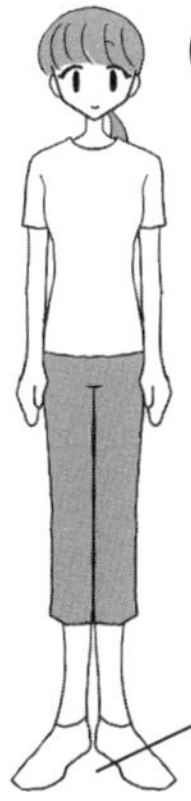

⑦ 四股ストレッチ

5秒キープ×左右交互に各3回

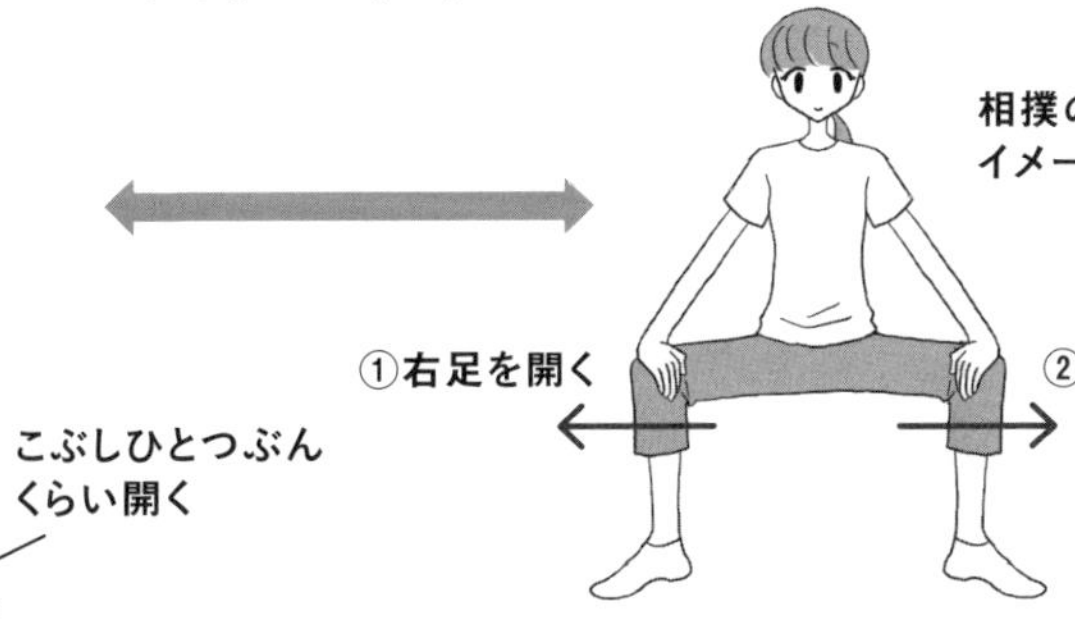
相撲の四股を
イメージして
①右足を開く
②左足を開く
こぶしひとつぶん
くらい開く

背すじを伸ばして立ち、両足のカカトをつけて、つま先を八の字に開く。

右足を大きく横に開き、太腿と床が平行になるまで腰を落としていき、5秒間静止。いったん足を閉じ、今度は左足を大きく横に開き、腰を落として5秒間静止する。これを左右交互に繰り返す。

---

⑧ カカト上げ下げ運動

10回×2セット

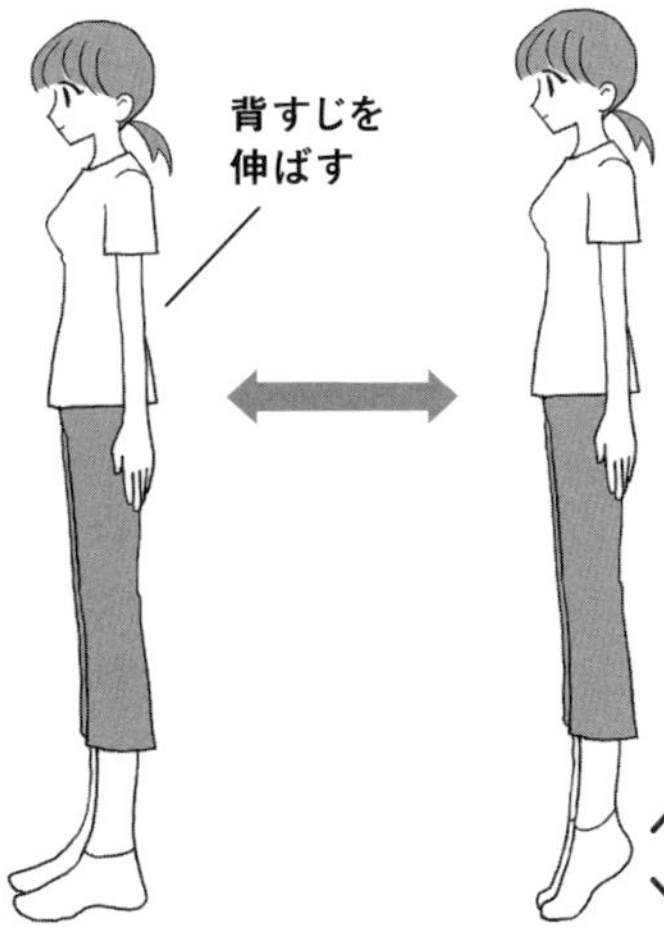

背すじを伸ばしたままで両足のカカトをゆっくり上げていく。上げきったら元の位置に戻す。これを繰り返す。

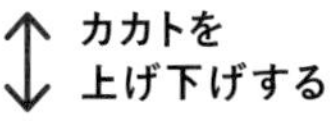

上げ下げする

背すじを伸ばして両足をそろえて立つ。

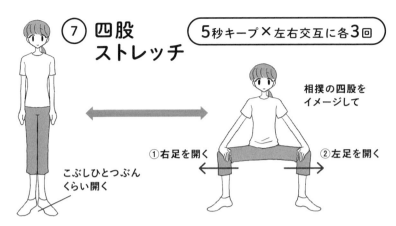

日常生活の動きを脳活運動に変える

運動をしろといわれても、長続きしないという方が多いと思います。そんな方におすすめしたいのが、日常生活のなかの動きを運動に変える方法です。

たとえば、**つま先立ちで洗いものをしたり、掃除機をかける、歯磨きをしながらスクワットやカカトの上げ下げをするなど、いつもならただ立ったままで行っていたような行為になにかしらの動きを加える**のです。

血糖値や血圧などの場合は、軽度の異常であれば、ほんの少し体を動かす機会を増やすだけでも改善効果は比較的早く表れるものです。「最近、運動不足だなぁ」と感じたら、ここで紹介しているような動きを日常生活のなかに取り入れてみましょう。

日常の動きにひと工夫を！

① つま先歩き

•目安の継続時間：
30秒～1分

つま先で歩く→普通の歩き方に戻すを繰り返す。ふくらはぎやお尻の筋肉を鍛えられます。

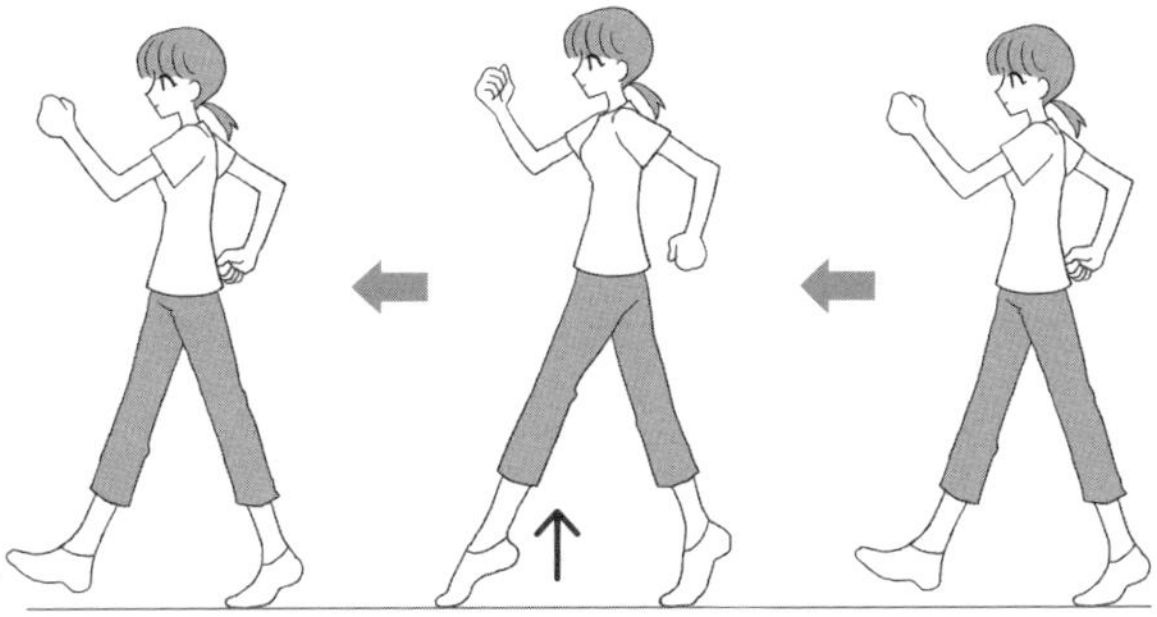

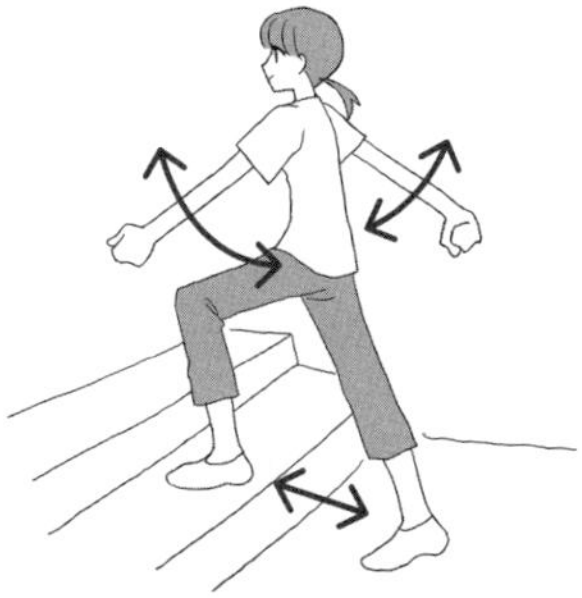

② 階段踏み台昇降

•目安の継続時間：1～2分

背すじを伸ばして階段や段差を息切れしない程度のスピードで上り下りする。腕は前後に振る。継続時間を長くすれば有酸素運動効果も得られます。

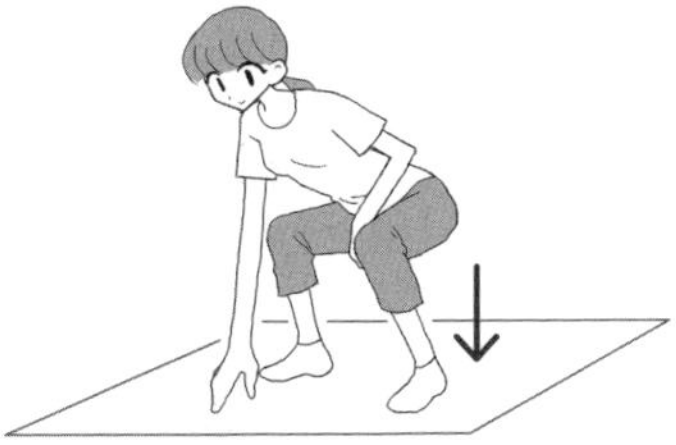

③ スクワットをしながら物を取る

背すじを丸めず腰を膝の高さまで落とす。床に落ちている物を拾ったり、棚の低いところに置いてある物を取るときにスクワットを。太腿やお尻の筋肉を鍛えられます。

脳を休息モードに導く睡眠法

P70でも解説しましたが、**睡眠中は脳が休息をとれる唯一の時間**です。ただし、睡眠時間を長くしただけでは脳をしっかり休ませることはできません。**睡眠は適度な時間を保つとともに、質を高めることも大切**となります。

質の高い睡眠とは、深い眠りのノンレム睡眠と浅い眠りのレム睡眠を約90分のサイクルで繰り返すことがポイントです。寝入りばながもっとも眠りが深く、その後はレム睡眠とノンレム睡眠を繰り返し、徐々に眠りが浅くなっていき、就寝の約7時間後には自然と目覚める。これが質の高い睡眠のサイクルです。

しかし、眠りが浅かったり途中で目覚めたりすると、このサイクルが乱れてしまい、睡眠の質が低下してしまいます。

質を高めるうえで重要なのは、**起床時間と就寝時間を一定にする**ことです。その理由は、「体内時計」の乱れを防ぐためです。

体内時計とは医学的には「概日《がいじつ》リズム」と呼ばれています。このリズムを司るのが脳の視床下部というところで、夜になると脳の松果体という部位に指令を出して、睡眠を促すホルモンである「メラトニン」を分泌させます。メラトニンがきちんと分泌されないとなかなか寝つけず、眠りが浅くなり、眠りが深くなったときに分泌される「成長ホルモン」の量が不十分となります。成長ホルモンは、脳だけではなく全身の細胞を修復したり、脳の疲労をとって記憶を定着させたりします。心身のリカバリーに欠かせないため、量が足りなくなると脳に十分な休息を与えることができなくな

睡眠のサイクル

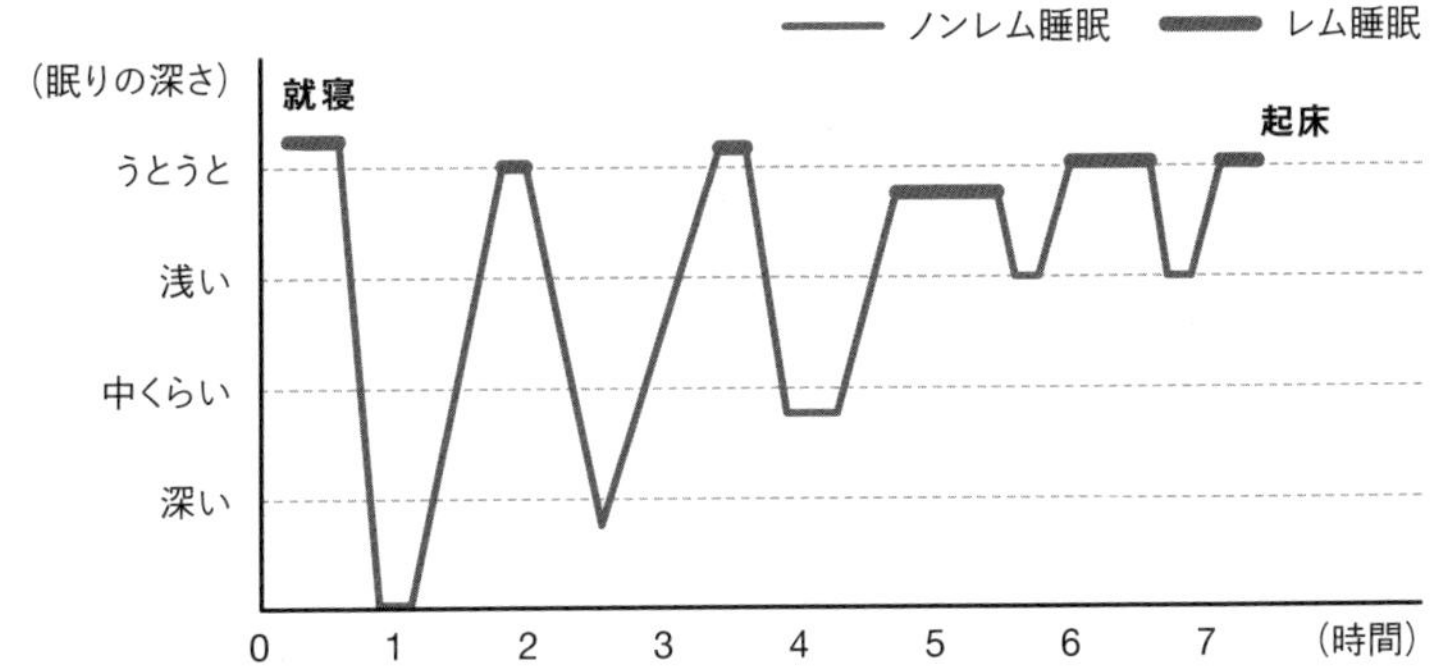

ってしまいます。

そして、朝になって網膜を通して脳に太陽光の刺激が入ることで、メラトニンの分泌が止まり、脳を覚醒させて活動モードに導くホルモンである「オレキシン」の分泌が始まります。しかし、体内時計が乱れてメラトニンとオレキシンの分泌の入れ替わりがきちんと行われないと、昼間に頭がボーッとして注意力や集中力が欠如したり、逆に、夜に目がさえてしまったりするのです。

とはいえ、働き盛りの方は仕事の関係で就寝時間を同じにすることは難しいと思います。そのような場合は、**起床時間だけでも毎日同じにしましょう。**そして、P71でも解説しましたが、**起床直後に必ずカーテンを開けて朝日を浴びてください。**これで脳を日中にしっかり機能させることができるからです。睡眠のサイクルは休日でも崩さないことが大事です。**寝だめは避けましょう。**

前日に夜更かしをして睡眠時間が短く、強い眠けがある場合は20分程度の昼寝を。ただし、午後3時以降に昼寝をすると寝つきが悪くなり、睡眠の質が低下するおそれがあるため、避けてください。

睡眠の質を高める方法

・寝室は真っ暗に。遮光をして外の光が入らないようにする

・就寝の1時間前からはスマホやパソコンを使わない

・体に合う枕や寝具を使用する

・室温を夏は26℃、冬は18℃程度に維持する
（心地よいと感じる室温に）

・除湿や加湿をして湿度を50％程度に保つ

・食事は遅くとも就寝2時間前に終了させる

・入浴は38～40℃程度のぬるめの湯につかる

・起床時間を一定にし、起床後には必ず朝日を浴びる

・就寝前に150ml程度の水分をとる

・眠る前に軽くストレッチをする

・夕方以降はカフェインの摂取を控える

・アルコールを控える

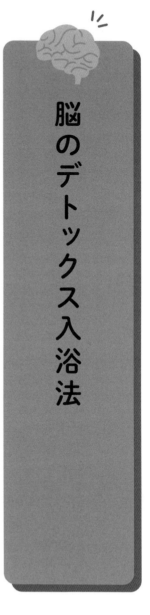

脳のデトックス入浴法

運動以外で脳の血流を増やす手段としてあげられるのが、血管内の「NO（一酸化窒素）」という物質を増やすことです。この物質は、血管を拡げて血流をよくする作用をもっています。NOを増やす方法はいくつかあるのですが、とくに効果が高いといわれているのが入浴です。

入浴による温熱作用で血管の内側の血管内皮細胞からNOが産生されます。その結果、血管が拡張してより血流がよくなるというしくみです。血流がよくなることで脳内のアミロイドβなどのゴミを排出することも期待できます。

ただし、お湯の温度が高すぎたり、入浴時間が短かったりすると十分なNO産生が期待できません。**38℃くらいの心地よいと感じるぬるめのお湯に10～15分程**

度、胸までつかりましょう。また、皮膚から血管に浸透してNO産生量を増やしてくれる効果が期待できる**重炭酸入浴剤を使用する**のもおすすめです。

入浴後は体が脱水状態になっていて血液がドロドロになっているおそれがあります。血液がドロドロになると、NOの血管拡張による血流促進効果が台無しになってしまいます。加えて、脳のゴミを出す効果が薄れてしまううえ、脳血管障害のリスクも高まります。そのため、**入浴の前と後にはコップ1杯(150〜200ml)程度の水分をとる**ようにしましょう。

また、私は入浴時間を頭のなかを整理するための時間と決めています。湯舟のなかで今日の振り返りと明日のスケジュールを考えるのです。ぬるめのお湯につかると脳がリラックスして、頭の整理がしやすくなります。「明日、出勤したらまずは○○をして、次に○○をしよう」など、言葉に出すのもおすすめです。喋ると思考を整理しやすくなるからです。**定期的に頭のなかを整理することも脳にゴミをためないためには非常に有効**なのです。

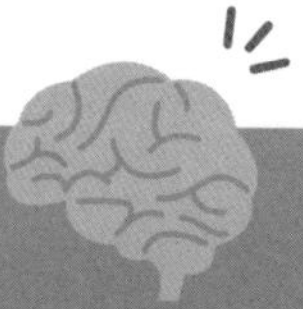

頭皮マッサージで脳を活性化

マッサージには脳を活性化する効果が期待できます。その理由は、「オキシトシン」というホルモンにあります。これは**ストレスを緩和して心を安定させる働きをもつほか、脳の働きを安定させるセロトニンの分泌を促します。**オキシトシンの経鼻投与によりアミロイドβによる海馬の神経細胞の活性障害が改善されたという実験結果も東京理科大学薬学部薬学科の研究グループから報告され、オキシトシンがアルツハイマー型認知症の治療薬開発につながると期待されています。

オキシトシンの分泌量を増やすには、第三者にマッサージしてもらうことがもっとも有効ですが、セルフマッサージでも、ゆっくり、やさしく行えば効果が期待できます。血行も促せるため、一石二鳥といえるでしょう。

ツボ押しで脳をスッキリさせる

脳をスッキリさせるもうひとつの方法としておすすめしたいのはツボ押しです。ここで紹介するツボは、もの忘れや集中力・注意力の低下を改善できるといわれているものです。痛気持ちいいと感じたところを1～2秒ほど押し、その後、圧をゆっくりゆるめていきましょう。

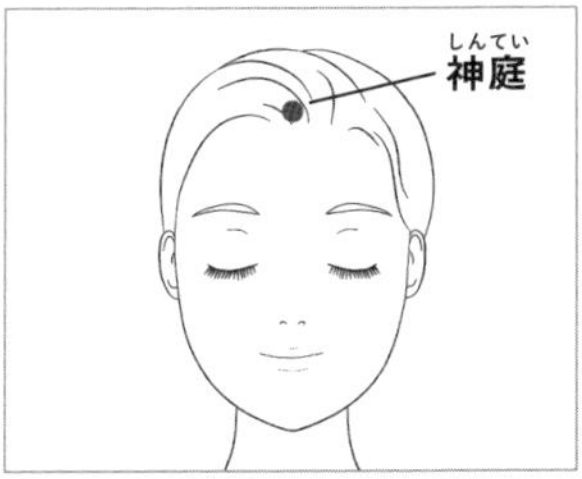

① 神庭《しんてい》

鼻の真ん中を通る線上で、頭髪の生え際から指幅1本ぶんほど上にあります。脳を活性化させ、心を落ち着かせる効果があるといわれています。不眠の改善効果も期待できるため、就寝前に押すのもおすすめです。

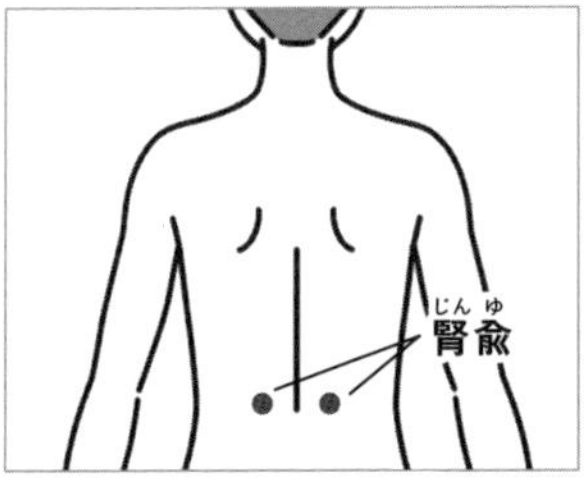

② 腎兪《じんゆ》

ウエストのくびれの高さで、背骨から指幅2本ぶん外側。腰に手を当てたときに親指が当たる場所にあります。腎兪は、腎の機能を回復するツボです。東洋医学では腎の機能が低下すると脳機能が低下するといわれています。

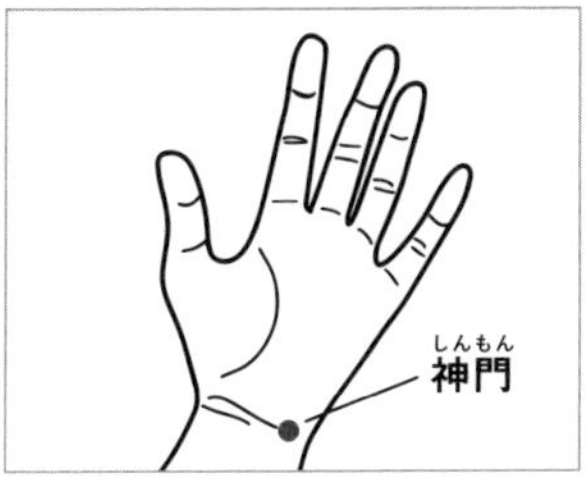

③ 神門《しんもん》

手首の曲がりじわの小指側にある骨の出っぱった部分の下にあるくぼみにあります。心に関わる症状の緩和に効果を発揮するといわれています。不眠、もの忘れの改善やストレスの緩和に効果があるツボです。

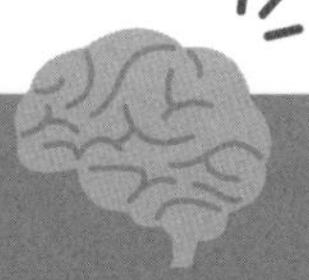

楽しみながら脳をアンチエイジング

趣味をもつことは脳の健康を保つうえで大変有効です。定年退職後2〜3年くらい経った頃に認知症を発症する方が多いといわれているからです。私の経験からも、**仕事以外にこれといった趣味がないような仕事人間タイプの方が認知症になりやすい**ように感じています。こうしたことから、趣味を脳トレの一環ととらえ、若いうちから何らかの趣味をもつことを強くおすすめします。

脳の健康維持という観点では、物を作るような趣味の場合には立体で物をとらえて、考えたり、組み立てたりすることがおすすめです。具体的には、プラモデルやブロックなどです。絵画のように平面の物を作る趣味よりも、立体の物を作る

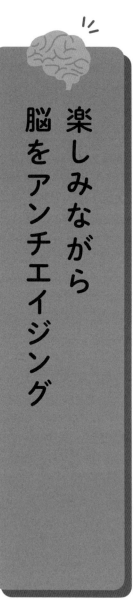

趣味のほうが脳を多角的に使わなくてはならないため、よりいっそう脳を活性化させることができるのです。ただ、こもりきりの生活は脳によくないので、時には外に出ることも忘れないでください。

また楽器演奏など、五感を使う趣味もおすすめです。なかでもキャンプは、テントを組み立てたり、料理をしたりとさまざまな脳の機能を駆使する機会が多い趣味です。いつもとは違った自然の環境に身を置くことでストレスを発散することができるというのも脳にはとてもいいことです。

また、園芸もおすすめです。五感を使うだけではなく、植物を枯らさずに育てる環境を考えるなど、脳をフル稼働させなくてはいけないからです。さらに体を動かすこともできるので、脳トレ用の趣味としてはかなり有効といえます。

すべてを兼ね備えた究極の脳トレになる趣味は料理です。P84でも解説しましたが、料理は完成形をイメージして、それに近づけるために必要な食材を考え、用意して、味見をし、匂いを嗅ぐなど、五感を駆使することで完成します。つまり、料理は驚くほど脳のいろいろな部分を使わなくてはならないというわけです。たかが料理、されど料理なのです。

巻末付録

認知機能チェックテスト

問題1

1～3の見本を見て法則を考え、「?」に入る図形をそれぞれ1～6のなかから選んでください。

1. 見本

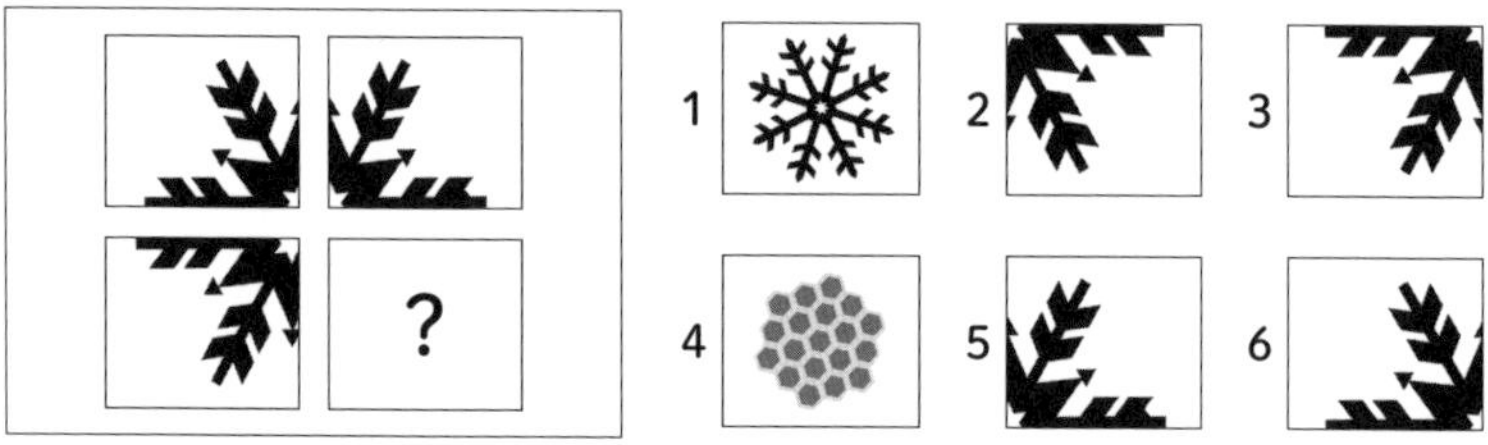

2. 見本

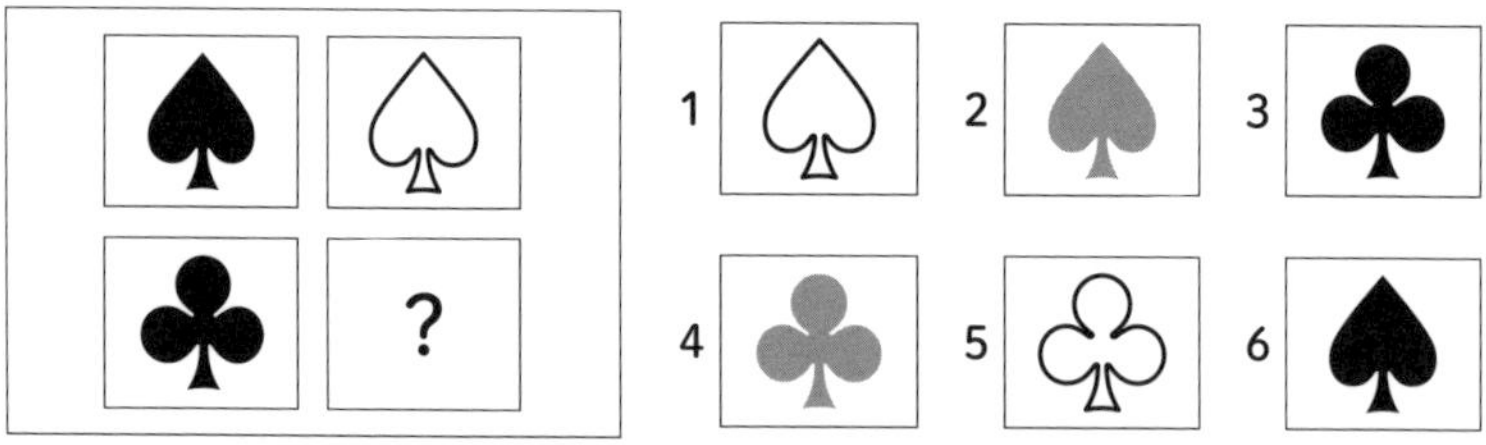

3. 見本

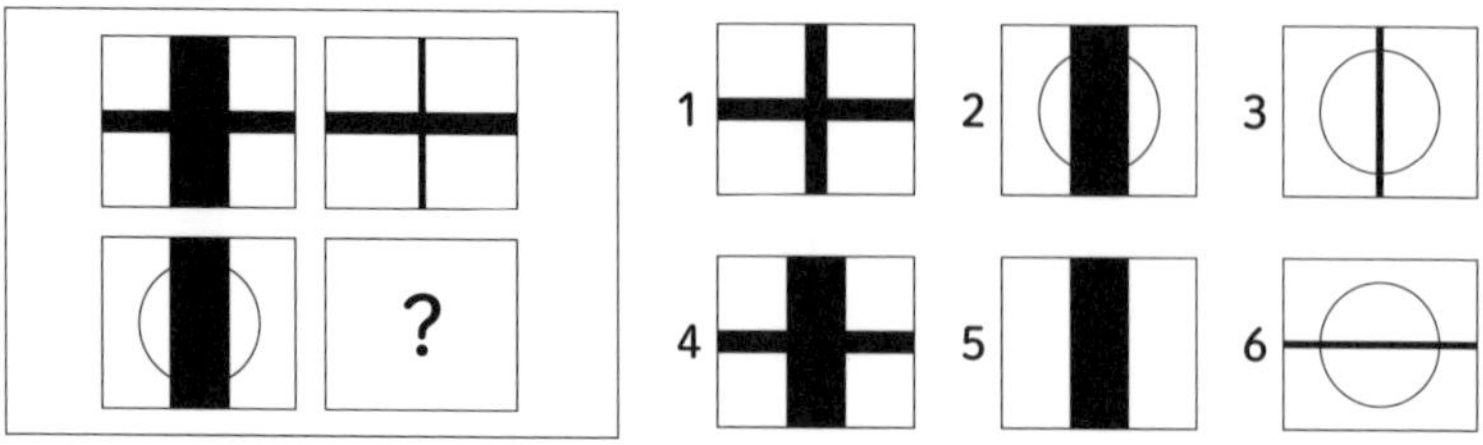

最後に、認知機能を推し量ることができ、脳トレにもなるテストを紹介します。「もの忘れが気になる」など、不安を感じたときに試してみてください。解答は次のページで確認できます。

問題2

制限時間5分

下には1〜13の数字とA〜Mのアルファベットが書かれています。1→A→2→B……と、数字とアルファベットを筆記具を紙から離さずにできるだけ速く順番につないでください。1から始めてMまでつなぐのに何秒かかりましたか？

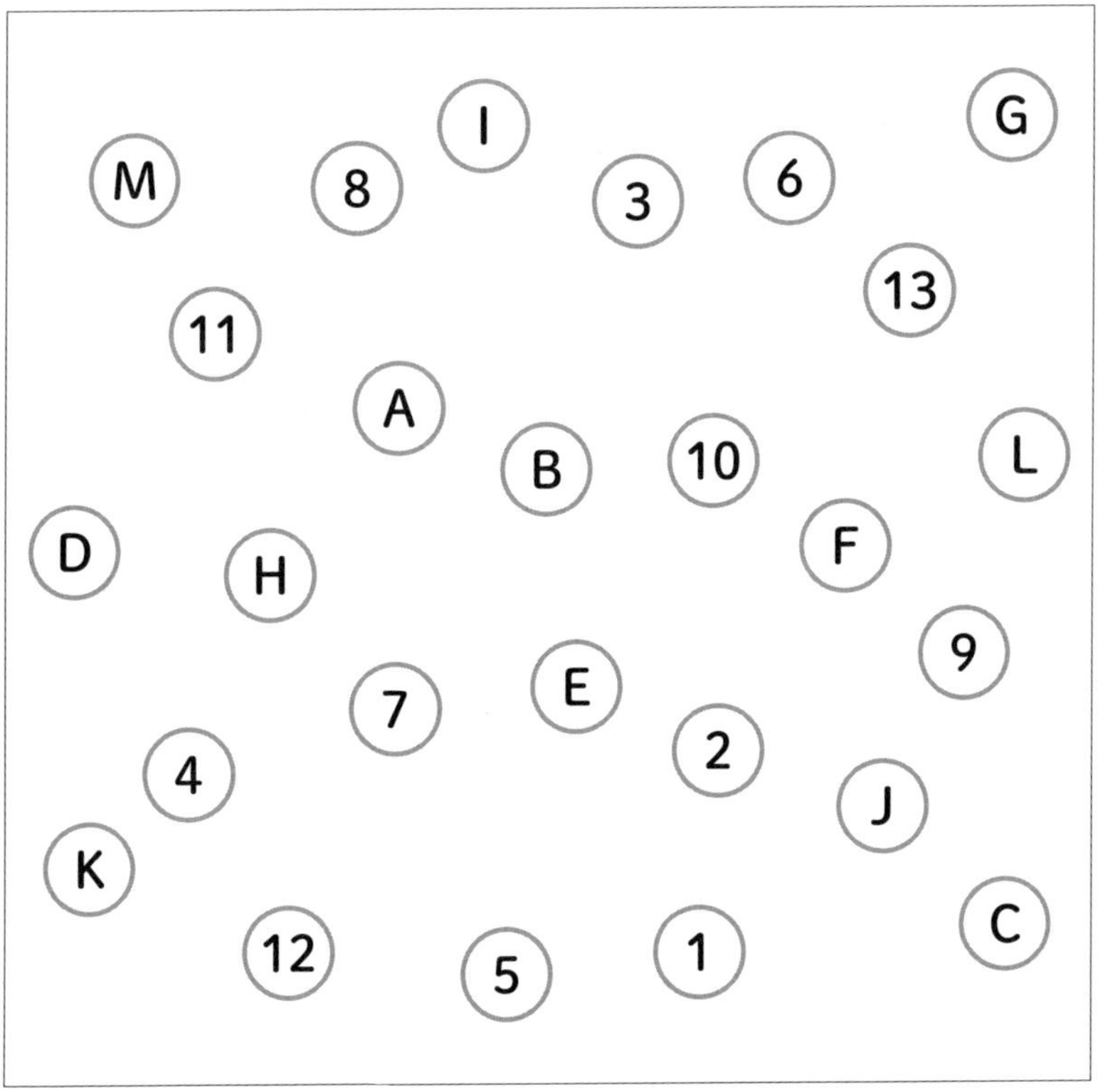

認知機能チェックテスト 解答

いかがでしたか？ このテストの結果が悪くても、もしかして認知症!?と不安に思う必要はありません。ただ、かなり時間がかかってしまった場合は、脳が疲れているのかもしれません。十分かつ質の高い睡眠をとる、スマホから距離を置くなど、本書を参考にしていただき、脳を癒す手段を講じてください。

問題1

認知機能のなかでも推理力や空間認識力が問われる問題です。この問題は、横や縦に並ぶ図柄から法則性を発見することができれば、「?」部分は容易に推測できるはずです。

正解

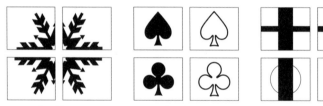

1. 2が正解

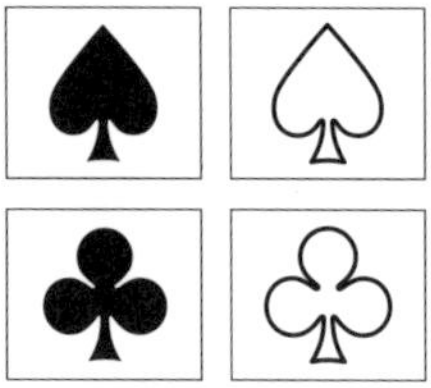

2. 5が正解

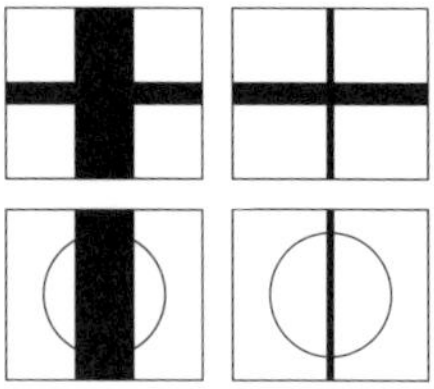

3. 3が正解

問題2

正解

認知機能のなかでもおもに探索力や注意力をチェックするテストです。次に選ぶのは何かを判断し、いかに速く探し出して処理するかなどをみていきます。下に示す年齢別の目標時間以内であれば認知機能は問題ないと考えられます。

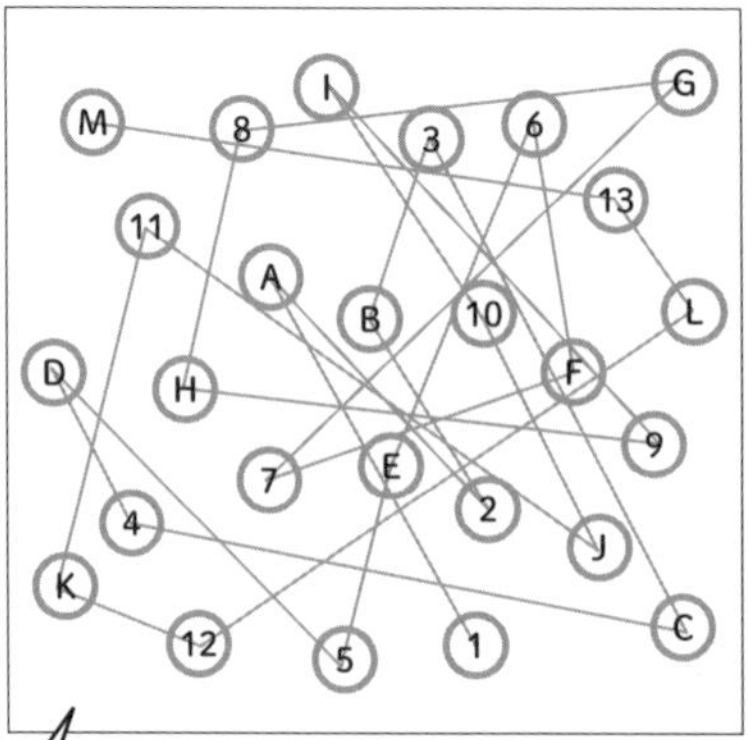

年齢別目標時間
20歳代…46秒、30歳代…58秒、
40歳代…66秒、50歳代…73秒、
60歳代…102秒、70歳代以上…133秒

参考文献

厚生労働省「知ることからはじめよう　みんなのメンタルヘルス」
「若年性認知症ハンドブック 若年性認知症と診断された 本人と家族が知っておきたいこと(改訂5版)」
全国国民健康保険診療施設協議会「認知症サポーターガイドブック」
厚生労働省
「若年性認知症の実態等に関する調査結果の概要及び厚生労働省の若年性認知症対策について 平成21年3月19日」
内閣府「令和4年版高齢社会白書」、「平成29年版高齢社会白書」
Laura E Middleton, Kristine Yaffe.Promising Strategies for the Prevention of Dementia:Archives of Neurology, 66(10). doi: 10.1001/archneurol.2009.201
厚生労働省老健局
「認知症施策の総合的な推進について(参考資料)令和元年6月20日」
「同志社大学大学院 脳科学研究科開催公開シンポジウム アルツハイマー病の原因物質『タウタンパク』に焦点をあてた日本初の講演会　橋都 なほみ」
「老年医学の展望　糖尿病合併症としてのアルツハイマー病」横野浩一 日老医誌 2010;47:385-389
第48回日本老年医学会学術集会記録
〈若手企画シンポジウム I:臨床系テーマ:高齢者高血圧の最前線〉「高齢者高血圧治療と認知機能」武地 一
Launer LJ et al.The association between midlife blood pressure levels and late-life cognitive function. The Honolulu-Asia Aging Study. JAMA 1995; 274: 1846-1851.
Sudha Seshadri et al, Plasma Homocysteine as a Risk Factor for Dementia and Alzheimer's Disease, February 14, 2002 N Engl J Med 2002; 346:476-483
Guochao Zhong, et al. Smoking Is Associated with an Increased Risk of Dementia:PLoS One. 2015;10(3):e0118333.
Tomoyuki Ohara,et al. Association Between Daily Sleep Duration and Risk of Dementia and Mortality in a Japanese Community. J Am Geriatr Soc. 2018 Oct;66(10):1911 1918.
九州大学大学院医学研究院　衛生・公衆衛生学分野久山町研究室「久山町研究　認知症」
九州大学「歯周病菌感染は全身の脳老人斑成分を脳内輸入させる」
日本歯科医師会プレスリリース
「歯数とアルツハイマー型認知症との関連」で日本歯科総合研究機構が論文を発表　2021年5月27日
Jo Mhairi Hale, et al. Does postponing retirement affect cognitive function? A counterfactual experiment to disentangle life course risk factors:SSM - Population Health, Volume 15, September 2021, 100855
Nilay V.Patel,et al. Caloric restriction attenuates Aβ-deposition in Alzheimer transgenic models, Neurobiology of Aging: Volume 26, Issue 7, July 2005, Pages 995-1000
科学研究費助成事業 研究成果報告書
「なぜ高脂肪食摂取により認知機能が低下するのか?」京都大学・農学研究科・准教授　大日向 耕作ほか
Giuseppe Faraco,et al. Dietary salt promotes neurovascular and cognitive dysfunction through a gut-initiated TH17 response: Nature Neuroscience 15 January 2018
乳の学術連合運営委員会 委員長 折茂 肇「牛乳乳製品を活用して健康長寿社会を達成しよう」
Ozawa M, et al. Milk and dairy consumption and risk of dementia in an elderly Japanese population: the Hisayama study. J Am Geriatr Soc. 2014; 62: 1224-30.
国立研究開発法人 国立長寿医療研究センター NILS-LSA活用研究室:大塚 礼
「牛乳・乳製品に特徴的に含まれる『短鎖脂肪酸』『中鎖脂肪酸』と認知機能との関連」
Chen JC, Espeland MA, Brunner RL, et al.:Sleep duration, cognitive decline, and dementia risk in older women.:Alzheimers Dement. 2016;12(1):21-33. doi:10.1016/j.jalz.2015.03.004
R A Swain, et al. Prolonged exercise induces angiogenesis and increases cerebral blood volume in primary motor cortex of the rat:Neuroscience. 2003;117(4):1037-46. doi: 10.1016/s0306-4522(02)00664-4.
東京都健康長寿医療センター研究所 老化脳神経科学研究チーム 自律神経機能研究 堀田晴美
「歩行は、なぜ認知症予防につながるのか?」
東京理科大学薬学部薬学科 斎藤顕宜教授ら
「オキシトシン経鼻投与でアルツハイマー型認知症に関連する認知行動障害を改善」
～アルツハイマー型認知症の新たな治療薬開発へ一歩前進～

著者：塚本《つかもと》 浩《ひろし》

脳神経内科専門医。けんせいクリニック院長。筑波大学附属病院神経内科臨床教授（病院）。東京医科大学茨城医療センター脳神経内科兼任准教授。ローマ聖心カトリック大学ジェメッリ病院では1500人以上の神経疾患患者を診察・検査、世界標準のリハビリも学ぶ。現在は、大学病院で脳神経疾患の専門診療に携わりながら、かかりつけ医として病気の早期発見と予防、自宅での機能維持回復の重要性を痛感し、豊富な臨床経験をもとに、医療過疎地域で患者の目線で幅広い診察・指導を行う。
けんせいクリニック
https://kensei-cl.com/

老化をとめる脳習慣

2023年4月25日初版発行

著者　塚本 浩

編集　加藤三恵子（EDITORS Inc.）
編集協力　楠田圭子
栄養監修　篠原絵里佳
制作協力　田代貴久
（株式会社キャスティングドクター）
校正　株式会社鷗来堂
デザイン　牧野友里子（ROOST Inc.）
DTP　大森弘二
イラスト　中村壮平（カバー、p1-119）、
津田梨々花（p124-129）
撮影　柏木ゆり

発行所　株式会社EDITORS
東京都世田谷区玉川台2-17-16 2F
電話 03(6447)9450
https://editorsinc.jp

発売元　株式会社二見書房
東京都千代田区神田三崎町2-18-11
電話 03(3515)2311［営業］
https://www.futami.co.jp

印刷・製本　株式会社堀内印刷所

ISBN978-4-576-23500-4